本书由国家重点研发计划"生育健康及妇女儿童健康保障"重点专项
"早发型子痫前期发病机制及整体化防控策略的研究"（编号：2021YFC2701600）资助

妊娠期 高血压疾病

健康管理手册

Health Management Manual of
Hypertensive Disorders of Pregnancy

主　编／周　容　陈洪琴

副主编／罗　东　桂顺平

编　委／（按姓氏笔画排序）

史梦丹　代　莉　杨　艳　张倩雯

张晶莹　张燕燕　陈洪琴　罗　东

罗　兵　罗林丽　周　容　周盛萍

桂顺平　贾　瑾　曹莉圆　龚云辉

喻红彪

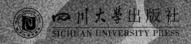

四川大学出版社
SICHUAN UNIVERSITY PRESS

图书在版编目（CIP）数据

妊娠期高血压疾病健康管理手册 / 周容，陈洪琴主编 . 一成都：四川大学出版社，2022.7
ISBN 978-7-5690-5267-1

Ⅰ . ①妊… Ⅱ . ①周… ②陈… Ⅲ . ①妊娠合并症－高血压－诊疗－手册 Ⅳ . ① R714.252-62

中国版本图书馆 CIP 数据核字（2021）第 272178 号

书　　名：妊娠期高血压疾病健康管理手册
　　　　　Renshenqi Gaoxueya Jibing Jiankang Guanli Shouce
主　　编：周　容　陈洪琴

选题策划：龚娇梅
责任编辑：龚娇梅
责任校对：仲　谋
装帧设计：墨创文化
责任印制：王　炜

出版发行：四川大学出版社有限责任公司
　　　　　地址：成都市一环路南一段 24 号（610065）
　　　　　电话：（028）85408311（发行部）、85400276（总编室）
　　　　　电子邮箱：scupress@vip.163.com
　　　　　网址：https://press.scu.edu.cn
印前制作：成都完美科技有限责任公司
印刷装订：成都金阳印务有限责任公司

成品尺寸：170mm×240mm
印　　张：7.75
字　　数：70 千字

版　　次：2022 年 7 月 第 1 版
印　　次：2022 年 7 月 第 1 次印刷
定　　价：38.00 元

本社图书如有印装质量问题，请联系发行部调换

四川大学出版社
微信公众号

序

人类的延续离不开产科学，产科是为生命保驾护航的科学。生命的诞生充满希望，也充满危险和挑战。医者对工作应该有一种"如履薄冰"的感觉，这是一种面对最宝贵的生命而产生的责任感和敬畏感。

现代社会的生活、工作流行快节奏，但生育节奏却放慢了，而国家三孩政策的开放，促使生育期延长。诸多因素导致高龄高危孕产妇占比明显增加，对产科医生提出了更高、更严的要求。无论什么年代，"母儿平安"是产科医生对社会最重要的承诺，也是所有家庭最基本和最大的期望。

妊娠期高血压疾病是严重威胁母儿健康的妊娠期疾病，病因、发病机制至今还不清楚，这给临床预测、预防和处理带来了困惑。如何早期预防、及时诊断、有效治疗和随访，是产科医务人员必须充分掌握的，也是广大群众所关心的问题。虽然当今社会资讯发达，人们也较容易获取到相关信息，但其内容的准确性和专业性却不能保证，甚至存在误导和错误。《妊娠期高血压疾病健康管理手册》正好应运而生，它详尽、专业，同时深入浅出、易读易懂，既能作为普通民众的科普读物，亦能作为专业产科基层医生的从医指南。我相信，广大民众通过阅读此书，可以正确认知妊娠期高血压疾病，避免不必要的焦虑，提高依从性，减少不良结局的发生；同时，产科医务人员参考此书，可得心应手地处理在临床工作中遇到的妊娠期高血压疾病的相关问题。

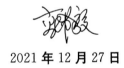

2021 年 12 月 27 日

【目录】

第一章

‖ 妊娠前的准备 ‖

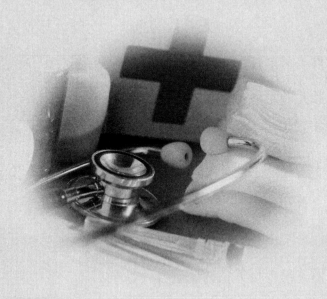

一、 妊娠前需要做的准备工作

妊娠前做好必要的准备工作，是优孕与优生优育的重要前提。良好的身体状况和营养储备、健康的生活习惯、积极乐观的心态是成功孕育新生命的重要条件。

（一）合理膳食，均衡营养

不科学的饮食习惯不仅会引起女性消瘦或者肥胖，还会使体内营养失衡。无论是肥胖还是消瘦，都会影响备孕，也会增加发生妊娠期高血压疾病、妊娠期糖尿病、巨大儿、低出生体重儿或早产儿等不良妊娠结局的风险。此外，营养失衡还容易引起女性不孕、流产、抵抗力下降、妊娠期贫血和骨质疏松症，或造成胎儿畸形及智力发育受到影响等。因此，在计划妊娠前3～6个月，需要通过合理膳食、均衡营养来调整体重。

对于备孕的女性来说，饮食上应做到不厌食、不偏食，也不暴饮暴食。可乐、浓茶、咖啡要少喝，过甜过咸的食物要少吃，油炸食品、烧烤更要少吃，做到绝对戒烟禁酒，养成好的饮食习惯。推荐摄入富含膳食纤维、蛋白质、维生素和钙、铁、锌等营养物质的易消化的食物。此外，由于孕期的特殊生理需求，备孕期间需要补充叶酸，增加碘摄入，这对于妊娠后准妈妈和宝宝的健康都非常重要哦!

【温馨提示】

备孕的女性应尽量使体质指数(BMI)维持在 $18.5\sim24$ kg/m^2 的理想范围。消瘦的女性(BMI<18.5 kg/m^2)可以通过适当增加能量摄入来增加体重,每天可有一到两次加餐,如每天增加谷物/畜肉 50 g,或牛奶 200 ml,或蛋类/鱼类 75 g。肥胖的女性(BMI≥28 kg/m^2)需改变不良饮食习惯,避免进食过量,减少高热量、高脂肪、高糖食物的摄入,多摄入富含膳食纤维、营养素密度高以及低血糖生成指数(glycemic index,GI)的食物。表1—1中列出了一些营养成分和富含对应成分的膳食种类。

表1—1 营养成分及膳食种类

营养成分	膳食种类
膳食纤维	薯类、糙米、大麦、燕麦、豆类、柑橘、新鲜蔬菜等
蛋白质	奶制品、瘦肉、鸡蛋、鲜鱼、豆制品、坚果,以及海参、蛤蜊等
碘	紫菜、海带、裙带菜、海蜇、虾皮等
锌	海贝类、牛羊肉、鸡肝、口蘑、豆类、黑芝麻等
钙	乳制品、蛋黄、虾皮、豆制品等
铁	芝麻、黑木耳、动物肝脏、猪血、蛋黄、芹菜等

续表

营养成分	膳食种类
维生素	动物肝脏、奶制品、禽蛋、糙米、坚果、新鲜蔬菜和水果等
卵磷脂	蛋黄、动物肝脏、葵花籽、大豆、芝麻、黑木耳、坚果等
叶酸	禽蛋、动物肝脏、黄豆、花生、韭菜、红苋菜、菠菜等

引自：杨月欣. 中国食物成分表 2004［M］. 2 版. 北京大学医学出版社，2005.

（二）适度运动

适度运动对备孕与妊娠都有很多益处：①可以愉悦身心，使内分泌系统受到良性刺激，促进各种性激素分泌，有利于备孕；②有助于促进机体新陈代谢，提高身体抵抗力；③可以锻炼心肺功能，使身体更好地应对妊娠后的改变；④可以减少超重或肥胖的概率，降低剖宫产概率，减少发生妊娠期高血压疾病、妊娠期糖尿病、高脂血症的概率；⑤可以降低胎儿早产、巨大儿、新生儿窒息、先天畸形等不良妊娠结局的风险。此外，合理的运动、科学的肌肉训练，有助于准妈妈轻松地度过所有产程，更有利于产后身体恢复。

【温馨提示】

推荐备孕的女性坚持每天至少进行 30 分钟中等强度的运动，每天活动的能量消耗应占总能量消耗的 15% 以上（240～360 kcal）。可以一次完成，也可以分多次完成。运动的形式包括散步、慢跑、快走、游泳、瑜伽及适度的肌肉训练（如缩肛运动、普拉提等）。注意运动需要保证安全，循序渐进，根据天气和身体状况调整运动量，运动前做些准备活动。运动后不要立即停止活动。肌肉力量训练要避免负荷过重，以隔天进行一次为宜。运动完成后适当补充水和盐，运动时如出现明显不适应停止运动并及时就医。

（三）保持良好的生活习惯

应规律作息，保证充足的睡眠，避免过度劳累，保持心情愉悦，避免发生感染、炎症以及接触有毒有害物质。

（四）调整好心态

妊娠虽然是育龄期女性正常的、自然的生理过程，但其也是特殊的生活事件。由于部分女性和准妈妈缺乏备孕、妊娠以及产后相关知识，常常出现紧张、焦虑的情绪。这不仅不利于备孕，也会增加产后抑郁、早产和发生其他妊娠期并发症的风险。因此，保持良好的心态也极其重要。

【温馨提示】

积极进行妊娠前心理健康咨询（找专科医生咨询更好），了解备孕知识、妊娠期生理变化、产兆、产程，以及其他与妊娠、分娩相关的知识，相信现代科学技术，有助于缓解孕前和孕期的紧张焦虑、恐惧、抑郁情绪，提高孕期保健质量，树立充分的信心。

（五）孕前检查

有条件的话，女性妊娠前应到医院进行常规孕前检查，如血常规、小便常规、肝肾功能、甲状腺功能、病原体（TORCH）、心电图等。备孕期间不要乱用药物，禁止接触放射性、有毒物质。

【温馨提示】

一旦进入备孕期，应时刻谨记有成功妊娠的可能。早期妊娠反应在不同的个体不尽相同，切莫因为"恶心、大便次数增加"等症状，误以为患有消化道疾病而自行服用药物，否则药物可能对妊娠产生不良影响。

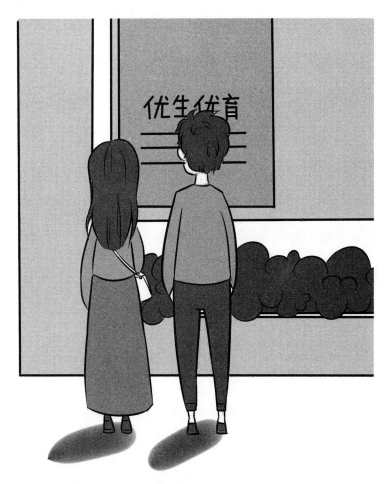

二、患慢性高血压的女性妊娠前需要做的准备工作

慢性高血压指妊娠前未使用降压药，非同日 3 次测量诊室血压收缩压≥140 mmHg 和（或）舒张压≥90 mmHg[①]。快节

---

① 1 mmHg＝0.133kPa。

奏的生活以及增大的工作压力，使得慢性高血压的患病人群有呈年轻化发展的趋势，不少年轻的女性在妊娠前就已患上慢性高血压，或者在备孕前体检中意外发现患有慢性高血压，既影响备孕又增加了其患妊娠期高血压疾病的相关风险。

那么，患慢性高血压的女性除了做好本书中上一节所述的准备工作外，还需要做什么特殊的准备工作呢？

（1）备孕前需要去医院咨询、检查，积极明确引起高血压的原因，了解血压控制情况，尤其是新发现患慢性高血压的女性。

如果是工作、生活、精神心理、环境等因素引起的慢性高血压，需要通过缓解压力、调整作息时间、合理饮食、戒烟戒酒、改善环境等措施控制血压。如果患有肾上腺疾病、肾脏疾病、甲状腺疾病等基础疾病，需要先治疗基础疾病，待血压控制正常后再备孕；必要的情况下，可能需要服用药物控制血压。建议有以上情况的女性先把血压平稳地控制到正常范围再考虑妊娠，如果经过药物治疗后血压仍不能降至正常范围，建议暂缓妊娠。

（2）备孕期降压药物的选择。

目前没有任何一种降压药物是绝对安全的，因此有慢性高血压的女性应在医生的指导下用药。

常用的降压药物：①甲基多巴，是一种很强的中枢α受体激动剂，有 40 年以上的妊娠临床安全应用史，推荐优先选用。②拉贝洛尔，兼有α和β受体阻滞作用，降压效果显著且不良反应少，可优先考虑选用；美托洛尔为β受体阻滞剂，也可以考虑选用，但要警惕胎儿发生心动过缓与低血糖，妊娠后需要加强对胎儿的监护。③钙离子拮抗剂如硝苯地平、尼卡地平、尼莫地平都可以使用，而非洛地平、维拉帕米、氨氯地平、地尔硫卓等对胎儿的安全性有待进一步研究。④利尿剂，其对妊娠期女性的降压价值仍存在争议，推荐妊娠前已经服用噻嗪类利尿剂者，妊娠后可以继续服用，即服用小剂量氢氯噻嗪。⑤血管紧张素转换酶抑制剂（ACEI）和血管紧张素Ⅱ受体拮抗剂（ARB），这两类药物可以导致胎儿畸形、胎儿宫内死亡等，为禁用药。备孕前服用这两类禁用药者，应在准备妊娠前半年换用推荐的、相对安全的降压药。

对于服用单一降压药血压控制不理想者，可考虑联合使用降压药，从而达到目标血压。具体用法与用量需要寻求专科医生的指导。

【温馨提示】

是药三分毒，所以有慢性高血压的女性备孕前应尽量通过非药物调节的方式控制血压（切勿相信偏方和民间传说），不得已需要药物控制的时候也要权衡利弊。切忌使用 ACEI 和 ARB 类降压药！

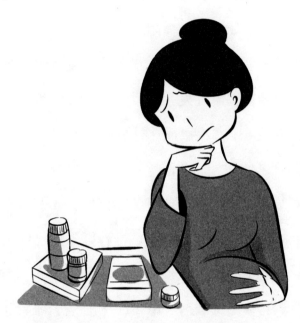

（3）仔细评估慢性高血压的病情与靶器官（如心脏、脑、肾脏、眼底等）的损害情况、目前用药情况与疗效。

评估过程可能涉及多学科诊治，尤其是患慢性高血压病程长、病情重的女性，需要产科与心内科、眼科、肾内科甚至神经内科等多个专科的医生共同综合评估病情。只有这样，医生们才能为女性更好地保驾护航，尽量减少妊娠后的不良结局，改善母体和胎儿的预后。

（喻红彪　周容）

第 二 章

正确认识高血压

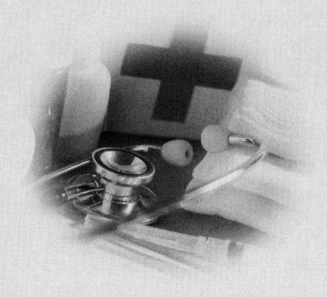

一、 高血压的相关知识

众所周知，高血压是生活中常见的慢性病之一。根据 2018 年发表的关于我国高血压的流行病学数据，我国 18 岁以上成人高血压的患病率高达 23.2%。换句话说，我们身边约每 5 个人中至少就有 1 个人患高血压。不仅如此，高血压的患病率还在逐年攀升。遗传因素、老龄人口增加、高盐低钾的膳食习惯、超重和肥胖、长期精神紧张、过度饮酒等均是诱发高血压的危险因素。

高血压的定义在非妊娠期与妊娠期有所不同。非妊娠期高血压（慢性高血压），指未使用降压药，非同日 3 次测量诊室血压，收缩压≥140 mmHg 和（或）舒张压≥90 mmHg。妊娠期高血压则为同一手臂间隔时间≥4 小时至少测量两次血压，收缩压≥140 mmHg 和（或）舒张压≥90 mmHg。

《中国高血压防治指南 2018 年修订版》制订了适用于 18 岁以上成人的高血压分级标准（表 2-1）。高血压主要以体循环动脉血压升高为主要特征，同时可累及心、脑、肾等重要器官，并且血压越高，发生心脑血管意外的风险越大，脑卒中是高血压最主要的并发症。

表 2-1　18 岁以上成人血压水平分类和定义

分类	收缩压（mmHg）	舒张压（mmHg）
正常血压	<120 和	<80
正常高值	120~139 和（或）	80~89
高血压	≥140 和（或）	≥90
1 级高血压（轻度）	140~159 和（或）	90~99
2 级高血压（中度）	160~179 和（或）	100~109
3 级高血压（重度）	≥180 和（或）	≥110
单纯收缩期高血压	≥140 和	<90

注：当收缩压与舒张压属不同级别时，以较高的分级为准。

　　某些人在看到医护人员时心情紧张，便会发生在医院测血压值均高而在家测血压值正常的现象，这个现象被称为"白大褂高血压"。如果出现此类情况，建议在家中进行血压监测，并适时进行 24 小时动态血压监测。血压作为高血压的主要诊断指标，该如何科学监测才能让高血压"无所遁形"呢？

二、科学监测血压

（一）诊室血压监测

　　正常人的血压波动在一天 24 小时内具有昼夜节律，夜间血压较白天血压有明显降低，每天上午 6—10 时、下午 4—8 时各有一血压高峰，也是全天血压最高的时段。为了更敏感地发现高血压，应尽量选择在一天中血压处于高峰的时段来测血压。

由医护人员按照统一的医疗操作标准进行血压测量，是现阶段我国大范围使用的诊断高血压及分类、评估降压疗效的方法。诊室自助血压测量可有效避免血压测量者因看到医护人员而紧张的心情，从而降低"白大褂效应"，是值得尝试的方法。

在情况允许时，血压测量者应至少安静休息5分钟以上再测量血压，情绪激动、紧张、运动、喝咖啡、饮酒、吸烟、憋尿、疼痛刺激等因素都会引起血压波动。因此，在测量血压之前半小时内应保持身心放松，不做可能影响血压的活动，并解好小便。

【温馨提示】

血压可随着人体所处的状态不同而有所波动，比如准妈妈在临产时子宫收缩会引起血压升高5～10 mmHg，血压随宫缩消失而恢复。剖宫产术后的疼痛刺激，产褥期夜间休息欠佳、疲惫也会影响血压。

（二）动态血压监测

（1）适应证：慢性高血压、产检时诊室血压测量值高、"白大褂高血压"。

（2）目的：评估血压昼夜节律及降压效果，以及防止漏诊夜间单纯性高血压及隐蔽性高血压。

（3）仪器选择：使用经国家标准认证的无创便携式动态血压监测仪。

（4）仪器设置：佩戴不少于 24 小时，通常设置为白天每 15～20 分钟自动测量一次血压，晚上睡眠期间每 30 分钟测量一次血压。

（5）有效监测结果判定基本标准：动态血压监测的结果包含很多个独立的血压值，每小时应至少有一个血压值，有效血压读数量必须达到监测总次数的 70％以上，其中要求夜间血压的读数量≥7 个，白天血压的读数量≥20 个。

（6）高血压诊断标准：满足以下三条标准中的一条，即可诊断高血压：

①白天平均收缩压≥135 mmHg 和（或）平均舒张压≥85 mmHg；

②夜间平均收缩压≥120 mmHg 和（或）平均舒张压≥70 mmHg；

③24 小时平均收缩压≥130 mmHg 和（或）平均舒张压≥80 mmHg。

（7）做动态血压监测的注意事项：衣着宽松舒适；保持心情放松，维持正常的工作、生活作息，仅需在感觉到袖带充气时暂停活动；注意避免袖带脱落以及气囊的充气管折叠；避免仪器进水、碰撞，并远离放射科等存在磁场的场所；在出现仪器报警或其他意外时，及时寻找护士帮忙；口服降压药物的高血压患者，监测期间应正常服药。

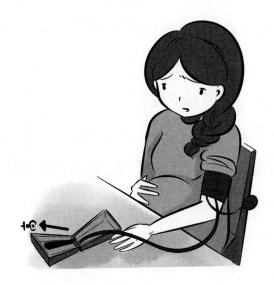

（三）家庭血压监测

（1）血压测量仪：推荐使用经国家标准认证的上臂式医用电子血压计，同时记录心率。

（2）测血压方法：开启电子血压计，可取卧位或站立位，裸露上臂，将袖带均匀贴紧上臂皮肤，与心脏处于同一水平，至少包裹上臂的80%，保持袖带下缘在肘窝上约2.5 cm，气袖的中央位于肱动脉表面（肘窝表面），按照上臂式医用电子血压计说明书按下"开始"按钮，待血压计上显示收缩压、舒张压、心率，即完成了一次血压测量，重复上述操作2或3次。

（3）测血压次数：成人高血压患者、血压不稳定者，建议每天晨起及睡前测量血压，每次2遍，中间间隔1~2分钟，取测得血压的平均值。服降压药者于服药前测量血压。最好每天选择固定时间自测血压。怀孕后的准妈妈如果发现血压为正常高值或高血压，应较非孕期酌情增加测量血压次数，可考虑每天晨起至睡前，每隔4~6小时测量血压，尽量避开饭后1小时内、沐浴后，并做好监测日期、时间点、血压值、心率及血压高值时的备注，另外，如服用降压药需记录服药时间。血压记录表格见表2-2。

表2-2 血压记录表格

日期	时间点	血压值	心率	备注

【温馨提示】

因水银柱血压记中的水银（汞）为有害金属，不利于环境保护，水银柱血压计正逐步被淘汰，且水银柱血压计需医护人员进行听诊操作，也不适用于家庭血压监测的推广。如果两次测量的收缩压或舒张压读数结果相差大于 5 mmHg，则需测量第三次血压，并取三次血压的平均值。

❀ （四）判断血压异常值

（1）高血压。妊娠前经家庭反复监测血压，收缩压≥135 mmHg 或（和）舒张压≥85 mmHg，应考虑高血压的诊断。处于妊娠期的准妈妈如自测收缩压≥140 mmHg 或（和）舒张压≥90 mmHg，安静休息半小时后血压无下降，则应及时到医院就诊。

（2）低血压。血压低于 90/50 mmHg 时称为低血压。持续大于 30 分钟的急性低血压多见于休克、心肌梗死、难治性产后出血、羊水栓塞等严重病症，此种情况少见。处于妊娠期的准妈妈也会发生低血压的情况，特别是妊娠中期、晚期的准妈妈，如果平躺得太久，增大的子宫压迫下腔静脉，减少回心血量及心排出量，可导致头晕、面色苍白、出虚汗、心悸、血压不同程度下降等仰卧位低血压综合征表现，此时，应及时取侧卧位休息，解除子宫压迫，改善血液回流，以缓解症状。

（周盛萍　史梦丹）

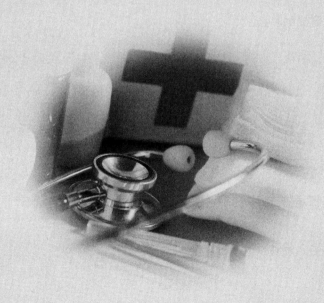

第三章

妊娠期高血压疾病的
类型及特点

一、 妊娠期高血压疾病概述

前一章已经讲述了什么是高血压及血压应该怎样监测。这一章的主要内容是妊娠期特有的疾病——妊娠期高血压疾病，它是孕产期准妈妈或宝妈所患的高血压疾病的统称，常可引起全身多器官功能损害，病情危重时准妈妈或宝妈可出现抽搐、昏迷，甚至死亡，严重危及母体及胎儿的健康和生命。该疾病发病率在我国为9％～10％。

目前，妊娠期高血压疾病的病因和发病机制尚未明确，但一般认为该病的发生受多种因素影响，发病机制也很复杂。

【温馨提示】

孕期血压监测相当重要，尤其对于存在高危因素的准妈妈。血压升高的准妈妈，除了需要学会正确的血压监测方法以及了解血压的正常范围以外，还需要注意自己有无视物模糊、头晕、头痛、恶心、呕吐、心慌、胸闷、持续性右上腹疼痛等。

二、 妊娠期高血压疾病的类型

妊娠期高血压疾病可呈进展性变化，并迅速加重恶化。根据起病时间、病情严重程度等的不同，妊娠期高血压疾病可分为五种类型，具体见表3-1。

表 3-1　妊娠期高血压疾病分类

分类	临床表现
妊娠期高血压	首次出现高血压是在孕 20 周后，血压≥140/90 mmHg，尿蛋白检测阴性，产后 12 周内血压降至正常水平
妊娠合并慢性高血压	孕前患慢性高血压或血压升高（血压≥140/90 mmHg）出现在孕 20 周前，但病情在孕期无明显加重；或者虽然第一次诊断高血压是在孕 20 周后，但产后 12 周以后血压不能降至正常水平
子痫前期	血压升高（血压≥140/90 mmHg）出现在孕 20 周后，同时存在以下任意一项： (1) 出现蛋白尿（随机尿蛋白≥＋、尿蛋白/肌酐比值≥0.3、尿蛋白定量≥0.3g/24h）； (2) 重要脏器或系统受损、胎盘-胎儿受累
子痫	在子痫前期的基础上发生的抽搐或昏迷，且抽搐或昏迷不能用其他原因进行解释，病情危急
慢性高血压并发子痫前期	在妊娠合并慢性高血压的基础上，孕 20 周后首次出现蛋白尿（24h 尿蛋白≥0.3g，或者随机尿蛋白阳性）；或者孕 20 周前已经有蛋白尿，但尿蛋白在孕 20 周后显著增加，或出现任何一项重度子痫前期的表现

引自：中华医学会产科学分会妊娠期高血压疾病学组，妊娠期高血压疾病诊治指南（2020）[J]. 中华妇产科杂志；2020，55(4)：227-238.

三、重度子痫前期

重度子痫前期是子痫前期中病情危重的一种情况，根据《妊娠期高血压疾病诊治指南（2020）》，如果子痫前期的准妈妈出现以下表现中的任意一项即可诊断为重度子痫前期：

（1）血压显著升高，血压值≥160/110 mmHg。

（2）出现神经系统异常，如视物模糊、视网膜剥脱等，以及头晕、头痛、呕吐等。

（3）血清白蛋白减少，低蛋白血症，腹水、胸水或心包积液等。

（4）肝功能异常，血清天冬氨酸转氨酶（AST）、丙氨酸转氨酶（ALT）水平升高。

（5）有肝包膜下血肿表现，持续上腹部疼痛。

（6）肾脏受损，尿蛋白定量≥2.0 g/24 h，少尿（24 h 尿量<400 ml 或尿量<17 ml/h），血清肌酐浓度>106 μmol/L。

（7）肺水肿。

（8）心功能衰竭。

（9）血液系统异常，血管内溶血［黄疸、乳酸脱氨酶（LDH）水平升高、贫血］，血小板持续性减少［血小板计数（PLT）<100×10^9/L］。

（10）羊水过少、胎盘早剥、胎儿生长受限、胎死宫内等。

需要注意的是，重度子痫前期也可发生在产后。

四、子痫

子痫发作时有其特有的临床表现：一开始患者眼球固定，

瞳孔扩散，头偏向一侧，牙关紧咬；接着面部肌肉抽动，几秒过后全身及四肢肌肉强直，紧握双拳，双臂屈曲，并迅速发生剧烈的抽搐，抽搐时呼吸暂停，面色青紫，持续约一分钟后，抽搐逐渐减弱，全身肌肉放松下来，接着长吸一口气，发出鼾声并恢复呼吸。子痫发作前及抽搐期间，患者意识丧失。如果抽搐发作频繁且持续时间较长，患者常常陷入昏迷。子痫可发生在产前、产时及产后。发生于临产前的子痫称产前子痫，多见；分娩过程中发作的称产时子痫，较少见；产后发作的称产后子痫，多发生在产后 48 小时以内，个别甚至在产后 10 日内发生。

【温馨提示】

（1）有的准妈妈可能在想，既然这种疾病叫妊娠期高血压疾病，是不是分娩后就算"逃过一劫"，不必监测血压，也不必复查血常规、肝功能、肾功能、凝血功能、小便常规、尿蛋白了呢？

虽然终止妊娠后，妊娠期高血压疾病病情会有明显好转，但好转并不是一蹴而就的，患妊娠期高血压疾病的准妈妈在产后仍有发生子痫的风险，所以产后仍需要监测血压、临床表现及相关实验室指标，了解病情转归，并根据病情变化采取合理的处理。此外，即使出院回家后，仍需在家自行监测血压，若发现血压明显升高则需要及时就诊。如果分娩 12 周后血压仍未能恢复至正常水平，则应考虑是否存在慢性高血压，此时需至心内科就诊，必要时需要以药物辅助控制血压。

（2）一旦怀疑妊娠期高血压疾病，医生会多次建议准妈妈或宝妈做血压监测，以及尿蛋白、肝功能、肾功能、凝血功能、小便常规检测和尿蛋白定量检测、眼底检查、胎心监测、胎儿血流监测等。准妈妈可能会想，为什么要频繁做那么多次检查？

因为该类疾病病情复杂且可迅速进展，加上准妈妈或宝妈产时产后的生理变化及其他各种不良刺激均可能加重病情，所以需要密切监测和评估患妊娠期高血压疾病的准妈妈或宝妈产前、产时、产后的病情，以便产科医生能根据病情变化及时制订出更佳的治疗方案，改善准妈妈、宝妈和宝宝的预后。

五、 HELLP 综合征

HELLP 综合征（hemolysis, elevated liver enzymes and low platelets syndrome，HELLP syndrome），是妊娠期高血压疾病的严重并发症，严重危及母体和胎儿的生命。

HELLP 综合征的临床特征：溶血（外周血涂片见破碎红细胞及球形红细胞、胆红素≥20.5 mol/L、血清乳酸脱氢酶水平升高等）和贫血，肝酶升高（ALT≥40 U/L 或 AST≥

70 U/L)、血小板（PLT）<100×10^9/L。HELLP 综合征可在妊娠期高血压疾病的临床表现出现之前发生。

六、 正确判断妊娠期高血压疾病的类型

由于妊娠期高血压疾病的发病时间及病情轻重缓急不同，可以从以下几个方面对不同类型的妊娠期高血压疾病进行鉴别诊断。

（一）发病时间

妊娠期间的高血压疾病可能是慢性的（妊娠前或妊娠 20 周前有明确诊断），也可以是妊娠期特发的（包括子痫前期或妊娠期高血压）。由于发病时的孕周对于妊娠期高血压疾病的诊断具有十分重要的意义，因此，有条件的机构应当在备孕时以及孕早期对女性的血压进行监测。然而，实际情况是，很多女性在备孕期及妊娠早期是没有监测血压的。如果孕前及孕早期没有监测血压，则至少应当在孕 16～20 周第一次检测准妈妈的血压，否则可能会漏诊一部分患慢性高血压的准妈妈。如果准妈妈在妊娠 20 周后才发现血压升高并且不知道孕早期的血压情况，那么应当像管理妊娠期高血压或子痫前期血压那样进行管理，并应在产后监测血压，进一步明确是否存在慢性高血压。

由于慢性高血压可能与不良的母儿妊娠结局相关，因此，严格控制准妈妈血压、监测胎儿宫内生长情况、监测病情是否发展为子痫前期等就十分重要。

综上，初次诊断中发病时的孕周是十分重要的，如妊娠 20 周前发病，则考虑诊断为慢性高血压，需要进一步评估是原发性高血压还是继发性高血压，同时需考虑是否存在"白大褂高血压"的可能性。

（二）高血压的严重程度

要诊断妊娠期高血压，需要收缩压≥140 mmHg 和（或）舒张压≥90 mmHg。初次发现血压升高的准妈妈，须两次测量均符合以上标准，且复测血压与首测血压至少间隔 4 小时。重度高血压在妊娠期与非妊娠期诊断标准稍有不同，重度妊娠期高血压，收缩压超过 160 mmHg 和（或）舒张压超过 110 mmHg 即可诊断。另外，当准妈妈收缩压≥160 mmHg 和（或）舒张压≥110 mmHg 时，两次血压测量无须间隔 4 小时，仅须间隔数分钟重复测定后即可诊断。血压水平的持续升高是子痫前期病情逐步加重的重要表现。因此，当子痫前期患者出现了持续的血压升高，则需警惕其发展成重度子痫前期。

（三）蛋白尿的严重程度

蛋白尿并不是子痫前期的一个必要诊断条件。但是尿蛋白的严重程度一定程度上反映了子痫前期病情的严重程度，尿蛋白水平持续升高是子痫前期病情向重度子痫前期发展的表现之一。当准妈妈妊娠 20 周后出现血压增高达到诊断高血压的标准，伴 24 小时尿蛋白≥0.3 g，或尿蛋白/肌酐比值≥0.3，或随机尿蛋白≥＋（无法进行尿蛋白定量时的检查方法），则诊断子痫前期。而当子痫前期患者出现 24 小时尿蛋白＞2.0 g，少尿（尿量＜17 ml/h 或尿量＜400 ml/24 h）或血肌酐＞106 μmol/L 等肾脏功能进一步损害的指标时，则诊断为重度子痫前期。

（四）是否存在其他器官系统的损害

当母体器官功能进一步受损，准妈妈将出现一系列并发症，这是子痫前期病情进一步加重的重要表现，此时即可诊断为重度子痫前期，出现的临床表现包括：心功能衰竭；肺水肿；持续性头痛，视觉障碍或其他中枢神经系统异常表现；持续性上腹部疼痛及肝包膜下血肿或肝破裂；血清 ALT 或 AST 水平升高；低蛋白血症伴腹水、胸水或心包积液；血小板计数呈持续性下降并低于 100×10^9/L；微血管内溶血（表现有贫血、黄疸或血清乳酸脱氢酶水平升高）等。

 （五）是否存在胎盘－胎儿功能受累。

对于妊娠 20 周后出现血压升高的准妈妈，即使无蛋白尿，但出现了胎盘－胎儿的受累，如胎儿生长受限（FGR）或胎死宫内、羊水过少、胎盘早剥等，也应考虑重度子痫前期的可能性。

（六）高血压持续的时间

对于妊娠期特发的高血压疾病来说，血压往往能够于产后12 周内恢复正常；而当准妈妈的高血压持续至产后 12 周及以后，多是慢性高血压。在妊娠 20 周后诊断的妊娠期高血压，如果血压升高持续至产后 12 周以后，则仍诊断为慢性高血压。

妊娠期高血压疾病诊断详情见表 3－2。

【温馨提示】

在疾病的发展过程中，随着病情的加重，疾病的类型可能也随之改变，如妊娠期高血压可能进展为子痫前期甚至子痫，所以准妈妈一定要配合医生严密监测病情变化！

表 3－2　妊娠期高血压疾病诊断一览表

	发病孕周<20周	发病孕周≥妊娠20周	持续至产后12周以后	收缩压≥140mmHg和(或)舒张压≥90mmHg	收缩压≥160mmHg和(或)舒张压≥110mmHg	尿蛋白≥0.3g/24h	尿蛋白≥2.0g/24h	是否存在其他器官系统的损害	是否存在胎盘-胎儿功能受累
妊娠期高血压	−	+	−	+	+	−	−	−	−
子痫前期	−	+	−	+	−	+	−	±	±
重度子痫前期	−	+	−	−	+	+	+	+	+
子痫	−	+	−	+	+	+	+	+	+
妊娠合并慢性高血压	+	−	+	+	+	−	−	−	−
慢性高血压并发子痫前期	+	−	+	+	+	+/−	+	+	+

备注："＋"表示可能存在的临床表现；"－"表示不会存在的临床表现；"±"表示症状存在但较轻。

引自：中国高血压防治指南修订委员会，高血压联盟（中国），中华医学会心血管病学分会，等. 中国高血压防治指南（2018 年修订版）[J]. 中国心血管杂志，2019，24（1）：24－56.

（曹莉圆　贾瑾）

第 四 章

妊娠期高血压疾病的
预防

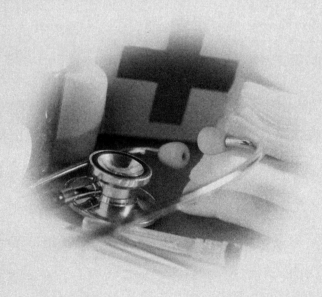

一、 妊娠期高血压疾病的高危因素

想要知道如何预防妊娠期高血压疾病，首先须了解该病的高危因素。综合目前的研究结果，妊娠期高血压疾病的高危因素主要有以下几个。

（一）妊娠年龄

加拿大的一项由 32 家医院联合进行的纳入 184000 名孕产妇的随机对照研究表明，妊娠期高血压疾病的发生概率相对年龄呈"U"形分布，25 岁以下和 35 岁以上女性罹患妊娠期高血压疾病的风险大于 25～35 岁女性。美国一项多中心、大样本的临床数据分析表明 35～39.9 岁人群较对照组 25～29.9 岁人群妊娠期高血压疾病发生风险升高 1.22 倍，而 40～44.9 岁人群发生此病风险升高 1.63 倍，45 岁以上发生此病风险则升高 1.89 倍。年龄＜20 岁是否增加此类疾病的发生风险，目前的研究结论莫衷一是，不过几乎所有研究结果均提示准妈妈年龄大于 35 岁，容易出现妊娠期高血压疾病。究其原因，可能年龄越大，血管脆性逐渐增加，且年龄增大容易存在代谢紊乱、动脉硬化，这些都将导致血压升高。近年来随着女性对学业和事业的追求，生育政策的调整等原因，高龄孕妇显著增多，妊娠期高血压疾病患病率也有明显上升趋势。

🧬 （二）体重

妊娠前体质指数偏高（BMI≥30kg/m²）和妊娠期体重增加过多是发生妊娠期高血压疾病的另一个危险因素，因妊娠后血脂水平普遍偏高，血液黏稠度偏大，外周阻力增加，容易出现全身血管病变；且血液中游离脂肪酸增加、炎症反应激活和血管内皮细胞损伤可进一步诱发妊娠期高血压疾病。妊娠前体质指数正常或偏低的准妈妈，如果在妊娠期增重过多也会增加发病风险。

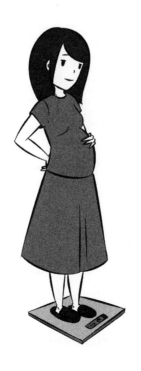

（三）低钙血症

目前国内外对于血清钙离子偏低增加妊娠期高血压疾病发生风险的机制做了许多研究，研究结论较为统一。低钙血症引起血压升高的机制：血清钙离子水平降低，可刺激甲状旁腺激素和肾素分泌增加，致使细胞内游离钙离子浓度增加，且前列环素合成减少，均促使血管收缩从而导致血压升高。相反，增加血清钙离子浓度可稳定细胞膜，阻止细胞内游离钙离子浓度上升，降低平滑肌兴奋性并引起血管扩张，最终使血压下降。可见血清钙离子水平在妊娠期高血压疾病的发生发展中也是不可忽视的一个重要因素。

（四）既往病史

妊娠前存在的一些内科疾病，如原发性高血压、肾脏疾病、代谢性疾病（如糖尿病）和自身免疫性疾病（如系统性红斑狼疮、抗磷脂综合征），与妊娠期高血压疾病的发生密切相关。这类疾病与妊娠期高血压疾病有着相似的病理基础，尤其是血管内皮的损伤，导致以上疾病容易互相诱发、彼此加重。尤其是既往有妊娠期高血压疾病病史，易导致下一次妊娠时该类疾病再次发生，且前次妊娠发病孕周越早、病情越重，此次妊娠发病风险越高。根据不同报道，既往有子痫前期史的准妈妈再发病的概率高达 32%～50%。

（五）经济和文化水平

经济水平或者文化水平较低者患妊娠期高血压疾病的风险有一定升高，究其原因，是因为经济水平和文化水平高的女性所掌握的医疗保健知识更丰富，自我保健意识相对较强，能更加主动、定期进行妊娠前检查和产检，这样有利于妊娠期高血压病的早发现、早诊断、早干预、早治疗，预后也相对较好。经济和文化水平较低者，一是保健意识较低，二是营养素缺乏，如钙、镁、硒等缺乏与此类疾病的发生发展也不无关系。

（六）孕期情绪和心理

西医之父希波克拉底早在两千多年前就强调心理因素对疾病的影响。妊娠、分娩是一个自然的过程，同时也是个体情绪、心理复杂多变的过程。目前中国普遍的"4－2－1"家庭模式，存在双方老人过度关心甚至是干预夫妻两人小家庭，准爸爸频繁出差，在准妈妈妊娠期缺乏参与和陪伴等情况，加之准妈妈在妊娠期对自己和宝宝的担心、对分娩疼痛的恐惧等，都使得准妈妈更易产生抑郁、焦虑、压抑、紧张、烦躁等不良情绪，致使神经内分泌功能异常，容易出现患妊娠期高血压疾病的倾向。

（七）遗传因素

妊娠期高血压疾病的发生有着明显的家族性，若准妈妈的直系亲属（尤其是母亲或姐妹）曾患此病，准妈妈发生此病的风险也会相应增加，因此提示遗传因素亦为该类疾病的危险因素，但具体遗传机制尚未明了。有研究提出，本病可能系单基因隐性遗传，但尚无定论。

（八）其他因素

还有一些研究提出其他因素与该疾病发生关系密切：本次妊娠为初产妇、两次妊娠时间间隔≥10 年、多胎妊娠、辅助生殖、吸烟、多囊卵巢综合征等，以及在此次妊娠中，孕早期或首次产前检查时发现收缩压≥130 mmHg 和（或）舒张压≥80 mmHg、孕早期尿蛋白定量≥0.3 g/24 h、孕早期一次及以上随机尿蛋白≥＋＋等。

二、 正确预防妊娠期高血压疾病

针对以上妊娠期高血压疾病的高危因素，主要可以从以下方面着手预防。

（一）尽量选择在适宜的生育年龄妊娠

考虑到年龄为妊娠期高血压疾病的不可逆危险因素之一，建议有生育计划的家庭有必要在合适年龄完成生育计划。目前有研究提出，28 岁为年龄的分水岭，亦有一些研究提出 20～35 岁为女性最佳生育年龄，各种妊娠并发症的发生概率均较低；还有一些研究从文化水平、经济水平、各种妊娠并发症等多方面综合考虑，提出 25～30 岁为女性最佳生育年龄。针对具体情况的不同，可根据个体情况决定，但建议至少在 35 岁前完成生育计划，特别是结合目前普遍存在的二孩需求。

（二）控制孕期体重增长

妊娠前已经超重的女性不仅需要在孕期控制体重增长，更重要的是妊娠前就应适当减肥。孕前 BMI 偏高或孕期体重增长过多，不仅增加妊娠期高血压疾病的发生风险，同时妊娠期糖尿病、剖宫产、巨大儿、新生儿远期疾病的发生风险均有明显升高。所以，孕前和孕期体重控制至关重要。2009 年美国医学研究所（Institute of Medicine，IOM）推出《单胎妊娠孕期妇女体重指南》，其中的体重建议同样适用于亚洲人群，建议备孕期女性和准妈妈参照表4-1、表4-2控制孕期体重增长。

表4-1　单胎妊娠妇女孕前不同体质指数与相应孕期体重增长

妊娠前BMI（kg/m²）	足月单胎体重增长总量（kg）	妊娠中晚期体重增长速率（kg/w）
低体质量（<18.5）	12.5～18	0.51（0.44～0.58）
正常体质量（18.5～24.9）	11.5～16	0.42（0.35～0.50）
超重（25.0～29.9）	7～11.5	0.28（0.23～0.33）
肥胖（≥30.0）	5～9	0.22（0.17～0.27）

表4-2　双胎妊娠妇女孕前不同体质指数与相应孕期体重增长

妊娠前BMI（kg/m²）	足月双胎体重增长总量（kg）
正常体质量（18.5～23.9）	17～25
超重（24.0～27.9）	14～23
肥胖（≥28.0）	11～19

【温馨提示】

控制体重增长不应只是单纯地控制饮食，而应该从控制总能量、平衡膳食、适当运动、补充特殊营养素（如钙、铁、叶酸、维生素D等）等多方面进行综合管理。

中国营养学会推荐（以极轻体力劳动者为例）：每日膳食蛋白质应随着孕期的增长有所增加，孕早期、孕中期及孕晚期分别应每日摄入膳食蛋白质65 g、80 g、90 g；动物蛋白和豆类蛋白等优质蛋白至少应占1/3以上。患妊娠期高血压疾病的准妈妈常常因为尿蛋白增加而有不同程度的低蛋白血症，更应适量补充蛋白质。新鲜蔬菜和水果含钾高，可促进体内钠排出，且有助于控制总能量摄入，从而有效避免体重增长过多，因此在每日膳食中适量增加新鲜蔬菜和水果，有利于控制血压。虽然许多文献提出不需严格控制盐的摄入，不能仅靠限盐预防妊娠期高血压疾病，但仍应避免吃过咸食物，如榨菜、咸菜、酱料、腌菜、豆腐乳、腌肉等，尤其是已经发生水肿的准妈妈。中国营养学会推荐健康成人每日食盐摄入量不宜超过 6 g。

妊娠期的运动应根据准妈妈的具体身体情况决定。孕中晚期可适当进行一些如快走、慢跑、游泳等有氧运动，每次半小时左右，每周 3 或 4 次，运动量以准妈妈不觉得疲劳为宜；孕前有长期运动习惯的准妈妈，如健身教练、运动员等，可酌情增加运动时间、频率和强度；当然，一些已有先兆早产、前置胎盘或妊娠期高血压疾病等的准妈妈不仅需适当减少运动量，必要时还需遵医嘱卧床休息。

（三）补钙

血中钙离子浓度升高可以活化并稳定血管内皮细胞，减轻全身小血管的痉挛收缩，从而达到预防妊娠期高血压疾病的目的。简单、安全和有效的补钙方法是选择适宜的高钙食物，特别应保证奶类及其制品的摄入，但孕期单靠饮食，钙的摄入是远远不够的。

我国专家共识推荐，妊娠期高血压疾病高危风险妇女，孕中期每日应摄入钙 1000～1500 mg，如此可降低妊娠期高血压疾病严重程度，降低母婴死亡率，此种剂量的钙剂补充在孕期是安全有效的。

（四）内科疾病

如有生育计划的女性患有与妊娠期高血压疾病发生相关的内科疾病，妊娠前应至相关科室治疗内科疾病，待内科疾病控制稳定后方可备孕，以此降低妊娠期高血压疾病的发生概率。

（五）药物干预

阿司匹林是一类非甾体抗炎药，其可以抑制环氧化酶的作用，抗血小板聚集，减轻血液高凝状态，防止血栓形成，有利于胎盘的形成和功能发挥。近年来许多国内外的指南已经明确提出：针对妊娠期高血压疾病的高危准妈妈（详见表 4－3），从孕 12～16 周开始服用小剂量阿司匹林（50～100 mg/d）可降低此类疾病的发生概率。但使用阿司匹林前需筛查：有出血倾向的应慎用或停用；合并出血性疾病、活动性胃溃疡或严重肝病者，应禁用；治疗中发生出血的应立即停用。

表 4－3　有以下高危因素的准妈妈建议使用小剂量阿司匹林

高度危险因素	中度危险因素
既往妊娠期高血压疾病史， 既往子痫前期史， 慢性肾病， 自身免疫性疾病（如系统性红斑狼疮，抗磷脂综合征）， 1 或 2 型糖尿病， 慢性高血压， 胎盘疾病史（如胎盘早剥病史，胎儿生长受限等）， 多胎妊娠， 肥胖（孕前 BMI≥28kg/m²）	初次妊娠， 大于 40 岁， 妊娠间隔 10 年以上， 初次产检时 BMI>35kg/m²， 子痫前期家族史， 首次产检时，收缩压≥130mmHg， 或舒张压≥80mmHg， 妊娠早期尿蛋白≥0.3g/24h 或持续随机尿蛋白≥＋

引自：中华医学会妇产科学分会妊娠期高血压疾病学组. 妊娠期高血压疾病诊治指南（2020）[J]. 中华妇产科杂志，2020（4）：227－238.

低分子肝素是一种抗凝药物，有研究发现，有患妊娠期高血压疾病高危因素的准妈妈孕期使用此药可降低该类疾病的发生率，改善母儿不良结局，但也有研究提出低分子肝素对于预防此病的发生和改善不良结局没有意义。另有文献提出那屈肝素、伊诺肝素、达肝素钠等不同种类肝素对此病的干预结局也存在差别。因目前研究结论不一，且现有临床研究样本量较小，低分子肝素的具体用量、起止时间、不良反应等仍有待于进一步大样本、多中心的临床研究证实。

（六）孕期重视生理、心理和社会因素的作用，医护人员、准妈妈及其家属共同努力

建议准妈妈正视孕期生活，保持积极乐观向上的态度和平和的心态，处理好家庭关系、职场关系；医护人员做好健康宣教，鼓励家属共同分享和分担，适当减少工作量或者停止工作，劳逸结合，多陪伴准妈妈。准妈妈保证充足的休息可降低妊娠期高血压疾病的发生概率，已经患有妊娠期高血压疾病的准妈妈建议每天保证 8～10 小时睡眠；针对特别焦虑甚至抑郁的准妈妈，必要时建议到专业的心理咨询中心进行有效的心理疏导，以平稳度过孕期。

针对存在高危因素的准妈妈，孕期产检应更加严密，医务人员与其多交流，可增强准妈妈及其家属对疾病的认识，提高依从性，从而让准妈妈自觉进行孕期产检，做到早发现、早干预、早治疗。

总之，妊娠期高血压疾病的发病机制目前尚未研究清楚，其预防措施应该是综合且多方面的，需要医护人员、准妈妈及其家属共同努力。

【温馨提示】

孕激素、利尿剂不用于预防妊娠期高血压疾病。不建议用硫酸镁、叶酸、维生素 C 和维生素 E、大蒜、鱼油或藻油预防妊娠期高血压疾病。

（张晶莹　陈洪琴）

第 五 章

妊娠期高血压疾病的
尿液相关检查

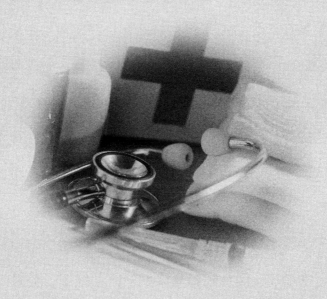

一、 尿液相关检查与妊娠期高血压疾病的关系

妊娠期高血压疾病是可以累及全身多个器官、多个系统的一类综合征。除了血常规、肝肾功能等多项血液检查指标，尿液中的尿蛋白也是评估病情非常重要的指标之一。

在妊娠期，肾小球处于高灌注和高滤过状态，尿蛋白排泄较非妊娠期增多，且随着孕周的增加而逐步增加。上述尿蛋白的变化一般会出现在妊娠后1个月，直到妊娠终止后3个月回归正常。妊娠期高血压疾病使肾小球毛细血管痉挛，加重肾小球毛细血管缺血缺氧，并增加血管壁的通透性，从而使血浆蛋白滤过量增加，进而产生蛋白尿。有研究发现，在出现明显的妊娠期高血压疾病临床症状之前，肾小球就会出现隐蔽的病理生理改变，这个改变大概发生在血压升高前3~4个月。因此，蛋白尿的程度与疾病的严重性呈正相关，它可以间接反映肾小球缺血缺氧和功能障碍的严重程度，是评价病情及母儿预后的重要指标。

正常尿液中含有少量小分子蛋白。妊娠后血容量增加，肾小球滤过率增加，而重吸收率降低，所以尿蛋白会较妊娠前增加。但尿常规分析时，尿蛋白仍为阴性，24小时尿蛋白一般不超过0.3 g。当尿蛋白超过一定量的时候，尿常规显示尿蛋白阳

性，24 小时尿蛋白超过 0.3 g，称为蛋白尿。由上可见，尿常规中的尿蛋白没有具体数值，为定性检测，而 24 小时尿蛋白为定量检测。尿蛋白的定性及定量检测结果判读见表 5－1。

表 5－1　尿蛋白定性及定量检测结果判读

尿常规的尿蛋白定性	24 小时尿蛋白（g）
－/±	＜0.3
＋	≥0.3
＋＋	≥2
＋＋＋	≥5
＋＋＋＋	≥10

对于患妊娠期高血压疾病的准妈妈，通常情况下，为了快速初步了解尿蛋白的情况，或者受当地医疗条件等的限制，无法进行 24 小时尿蛋白检测时，可以做尿常规检查。但尿常规检查较易受阴道分泌物或羊水的污染，造成检测结果不准确，因此，确诊妊娠期高血压疾病的准妈妈，尤其是怀疑子痫前期的准妈妈应进行 24 小时尿蛋白检测。

二、准妈妈反复多次做尿液相关检查的必要性

蛋白尿可分为生理性蛋白尿及病理性蛋白尿。生理性蛋白尿多见于剧烈运动、精神紧张、发热、低温刺激等情况，个体并无器官器质性病变，且蛋白尿会在诱因去除之后消失。病理

性蛋白尿则提示泌尿系统多存在器质性病变，蛋白尿也不会自然消失。因此，反复多次检查有利于两者的鉴别。除此之外，虽蛋白尿的严重程度不是评价准妈妈或胎儿结局好坏的唯一指标，也不是决定是否终止妊娠的指征，但其仍然是检测疾病发展及病情变化的重要指标之一，因此，须多次反复检查以便评估病情。

【温馨提示】

出于对病情的考虑，产检过程中医生会多次建议准妈妈做尿常规检查或 24 小时尿蛋白检测。准妈妈可能会觉得，上次我才查过了，为什么又要查？ 24 小时尿蛋白好麻烦！

这是因为妊娠是个动态的过程，病情会不断发生变化。例如，患慢性高血压的准妈妈在妊娠期间尿蛋白由阴性逐渐转为阳性，此准妈妈的诊断则由"妊娠合并慢性高血压"变为"慢性高血压并发子痫前期"，诊断的改变对后期的监测频率、治疗处理都有重要的指导意义。所以，为了自己和宝宝的健康，准妈妈们不要嫌麻烦哦！

三、尿常规检查的注意事项

（一）尿常规检查需要晨尿吗？

好多准妈妈一听说检查尿常规，就认为要查晨尿。在此笔者想郑重强调，我们查的尿常规留取随机尿就可以了，所以不用特意留晨尿。而且尿液放置过久，成分可能发生变化，所以到医院后，待尿意明显了再到检验科领取尿杯，留尿液（最好10 ml以上）后尽快送到检验科即可。

（二）检测尿蛋白，与饮水进食有关吗？

虽然检查尿常规是为了检测尿蛋白，但尿常规还包含管型、葡萄糖、酮体、白细胞、红细胞及细菌等其他检测指标。尿常规中的葡萄糖及酮体与进食有关，一方面，虽然妊娠后可有生理性尿糖，饥饿后可引起尿酮体增多，但属于正常的生理现象，另一方面，如果反复检查发现尿葡萄糖阳性或酮体阳性，则提示糖代谢性疾病存在的可能性较大，需要进一步筛查。因此，为尽量减少对检验结果不必要的干扰，查小便时应该正常喝水进食，尽量不要在非常饥饿或者大量饮水、进食后检查。

【温馨提示】

很多准妈妈因为着急做检查等原因，可能会在尿意并不明显时就去留取尿液，这样会导致取得的尿液标本太少（<2 ml）被检验科拒收；也可能因为尿液太浓，无法取得真正的清洁中段尿，从而导致检测结果不可靠。

（三）留取尿液的注意事项

因为尿道口紧邻阴道口，所以尿液容易受阴道分泌物、血液或羊水等污染，小便前建议先行清洗或用湿纸巾擦拭外阴，并且留中间那段小便（清洁中段尿），刚开始和结束时的尿液不要留取，以免影响检测的准确性。

四、 24 小时尿蛋白定量检测的步骤及注意事项

24 小时尿蛋白检测即检测 24 小时尿液中的总蛋白量。对于未住院的准妈妈，需要在家完成此项检测的尿液标本收集。其具体步骤及注意事项如下：

（1）于检验科拿取洁净尿杯，并洗涮干净一个桶（容积应大于2000 ml），或去药房购买有刻度的专业留尿桶，用来收集 24 小时的尿液。

（2）以首次解尿时间作为起始时间，收集连续 24 小时内的尿液（但不收集首次尿液），24 小时截止时，不管有无尿意，均需解尿并收集。

（3）记录 24 小时尿液总量。

（4）因尿液放置时间久，尿液中的成分会出现分层，故在留取样本时应将 24 小时收集的尿液充分搅拌混匀，取适当尿液

（10 ml 以上）装入洁净尿杯中，贴上检验标签后尽快送医院进行检测。

【温馨提示】

举个例子，如计划从 1 月 1 日 10 点开始收集 24 小时尿蛋白，不管有无尿意，10 点应解小便排空膀胱，此次的小便不收集入桶，接下来至 1 月 2 日 10 点之前，所有的尿液都必须收集在留尿桶内，1 月 2 日 10 点，不管有无尿意，须解小便，且此次的小便须收集入桶，即"留尾不留头"。

因 24 小时尿蛋白收集时间较长，受影响因素较多，所以准妈妈在留置尿液时仍须注意清洗外阴哦，以避免阴道分泌物、血液或大便等污染尿液；也要避免其他液体或杂物掉入留尿桶中。将留尿桶置于低温避光处，如天气炎热，可浸泡在冷水中或置于冰箱中。

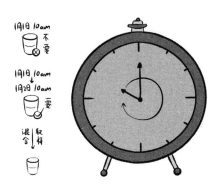

（陈洪琴　代莉）

第 六 章

妊娠期高血压疾病的危害

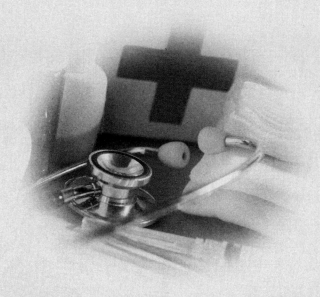

一、 妊娠期高血压疾病对准妈妈的危害

妊娠期高血压疾病的基本病理生理改变是全身小血管痉挛，导致全身多系统、多脏器功能受损，从而影响母儿健康，严重者甚至导致母儿死亡。本章将对具体的损害及临床表现进行介绍。

（一）心脏损害

准妈妈患有妊娠期高血压疾病时，由于全身小动脉痉挛，可进一步导致心脏负荷变大、心肌供血不足，心脏需要加强收缩以代偿心排出量，长此以往，心脏处于高动力状态，导致心脏肥大。而冠状动脉持续痉挛可引起心肌缺血、心肌间质水肿，发生心肌变性、心肌点状出血或坏死等病理改变。随着孕周的增加，心脏负荷持续加重，准妈妈可逐渐出现心律失常、心肌酶异常升高，进而出现胸闷、心悸、气短、平卧困难，病情较重的准妈妈甚至可发生妊娠期高血压疾病性心脏病、肺水肿，病情严重的准妈妈甚至会出现急性心力衰竭，随时危及生命。

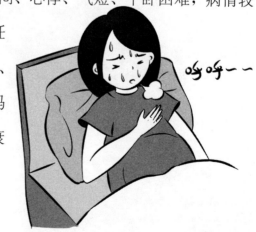

❀ （二）脑血管意外

有妊娠期高血压疾病的准妈妈，特别是病情由重度子痫前期迅速进展为子痫时，血管失去自我调节能力，血管的通透性增加，会导致颅内组织严重充血、水肿，甚至小血管破裂、微血栓形成。准妈妈在此种情况下可能并发各种脑血管意外，如高血压脑病、脑出血、脑水肿、脑梗死等，临床表现为颅内压升高、抽搐、昏迷、意识障碍等严重中枢神经系统症状。临床上，妊娠期高血压疾病合并脑血管意外发病急，病情进展迅猛，致残及病死的概率均较高。

❀ （三）肾脏损害

伴随妊娠期高血压疾病的发展，准妈妈可能出现肾血管痉挛，进而出现一系列病理生理改变，最终导致肾脏灌注量减少，病情危重者可能发生双侧肾皮质坏死或肾小管急性坏死，导致肾实质损害。准妈妈一开始可仅有蛋白尿表现，但随着急性肾功能衰竭的出现，早期表现为少尿或无尿，进展期尿量缓慢递增或骤增，伴水、盐代谢紊乱，可严重影响身体功能。

（四）眼底病变

妊娠期高血压疾病的准妈妈们眼底的病变及自觉症状往往出现得比较早。随着血压升高，眼底小动脉痉挛持续并加重，可伴发视网膜渗出、水肿、出血，甚至出现一过性急性缺血性视神经病变或浆液性视网膜脱落，导致视觉异常，包括视物模糊、盲点、复视、失明等。若未能及时发现眼底病变并就诊予以处理，可能遗留视力的永久性损伤。

【温馨提示】

眼底检查可以用于妊娠期高血压疾病准妈妈的病情监测，若出现眼底出血、眼底血管管腔狭窄等改变，则提示病情严重；尤其当准妈妈出现视网膜渗出、出血、脱落及视盘水肿等表现时，需及时终止妊娠。

（五）血液系统病变

患妊娠期高血压疾病尤其是子痫前期的准妈妈，由于全身血管痉挛，胎盘循环缺血、缺氧，胎盘多发微血栓及梗塞，绒毛破碎导致滋养叶细胞进入准妈妈的血循环，凝血活酶过多释出，可引起准妈妈的凝血功能障碍。同时，由于血管内皮细胞损伤，内皮素、细胞黏附分子等增多，最终可导致弥散性血管内凝血，出现溶血、贫血、出血、血不凝及栓塞等。

(六) 肝脏损害

妊娠期高血压疾病的准妈妈，尤其是子痫前期的准妈妈肝功能检查常常发现肝酶异常上升，超声检查偶可见肝包膜下有血肿形成，部分准妈妈可能会有恶心、呕吐的症状，自觉上腹部（右上腹为主）隐痛不适、肝区疼痛等。转氨酶严重升高的同时出现血小板减少、溶血，称为 HELLP 综合征，若未能及时识别并及时处理，极有可能严重威胁母儿健康，导致不良后果发生。

(七) 胎盘早剥

对于患妊娠期高血压疾病的准妈妈，其胎盘灌注因子宫胎盘血管痉挛而下降，胎盘微血栓形成致使末端毛细血管缺氧、缺血、坏死、出血，在胎盘和底蜕膜之间形成血肿，胎盘早剥的发生率升高。发生胎盘早剥的准妈妈最明显的症状是剧烈腹痛伴阴道流血，但当胎盘位于子宫后壁或胎盘剥离面积较小时，准妈妈常仅有轻微腹痛，无阴道流血或其他不适，临床上可能被忽视。胎盘早剥发病急、进展快，一旦发生，如果没有及时有效地进行处理，随时可能危及母儿的生命。

二、妊娠期高血压疾病对胎儿的危害

患有妊娠期高血压疾病的准妈妈，因子宫胎盘灌注血流减少，胎盘功能减退，常出现羊水减少、胎儿生长受限、胎儿宫内窘迫、早产，甚至胎死宫内等不良妊娠结局。

（一）胎儿生长受限

由于母体、胎儿、胎盘等病理因素影响，胎儿生长未能达到其应有的遗传潜能，称为胎儿生长受限，临床表现为产前超声检查估测胎儿体重或腹围低于相应胎龄第 10 百分位数，各孕周胎儿的体重、腹围参考标准引自《胎儿生长受限专家共识

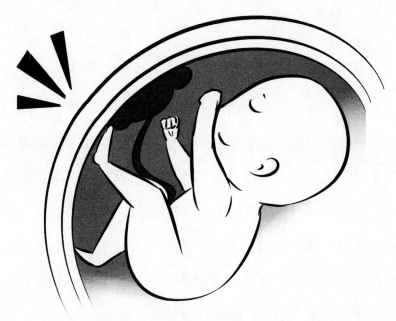

（2019 版）》（见本章附表 1、附表 2）。妊娠期高血压疾病是胎儿生长受限公认的主要原因之一，在患有妊娠期高血压疾病的准妈妈中，胎儿生长受限的发生率可高达 10.5％～30.0％。因此，患妊娠期高血压疾病尤其子痫前期的准妈妈，须连续通过彩超监测胎儿的大小及发育情况。

（二）羊水过少

羊水过少的定义是在妊娠晚期羊水量少于 300 ml，超声检查是最常用的诊断方法，即妊娠晚期超声检查提示最大羊水暗区的垂直深度（MVP）≤2 cm 或者羊水指数（AFI）≤5 cm，若 MVP≤1 cm 为严重羊水过少。羊水过少的原因在于妊娠期高血压疾病的准妈妈由于胎盘功能减退导致胎儿血供不足，血液代偿性再分布以保证心、脑重要器官血供，肾动脉血流量相对减少，胎儿尿的生成变少，而胎儿产生的尿液是妊娠中期以后羊水的主要来源，进而发生羊水过少。准妈妈自觉症状主要包括宫高、腹围偏小，子宫紧裹胎儿感，胎动幅度减弱或胎动明显减少。羊水过少与不良围产儿结局密切相关，因此，妊娠期高血压疾病的准妈妈合并羊水过少者，在排除胎儿异常及胎膜早破后，应连续监测母胎情况，积极进行治疗。

【温馨提示】

如果超声检查发现羊水偏少（即羊水值较相应孕周减少，但尚未达到羊水过少的标准），此时医生和准妈妈也应予以重视，积极治疗原发疾病，严密随访。

（三）早产

什么是早产呢？

早产是指在妊娠满 28 周，但不到 37 周期间分娩者。早产包括自发性早产和治疗性早产，后者又指因各种妊娠并发症和/或合并症需提前终止妊娠者。患有妊娠期高血压疾病的准妈妈，特别是确诊为子痫前期者，由于自身病情变化或胎儿监护发现异常，早产率极高。早产儿全身各重要器官，尤其肺部发育不成熟，导致其发生新生儿常见疾病，如呼吸窘迫综合征、颅内出血、坏死性小肠炎、高胆红素血症、视网膜病变、动脉导管持续开放、脑瘫等神经系统后遗症的概率增高。早产儿的预后与两个因素密切相关，一个是分娩时的孕周，另一个是出生体重，分娩孕周越小、出生体重越低，则预后越差。早产儿属于高危儿，分娩后大多需转至新生儿科住院观察治疗，部分预后极差的新生儿甚至会遗留神经系统后遗症。

（四）胎儿宫内窘迫

胎儿宫内窘迫指的是胎儿在子宫内发生急性/慢性缺氧和酸中毒等一系列病理改变，危重时可能引起胎儿在出生后发生神经系统的一些后遗症，甚至直接胎死宫内。可以说，胎儿宫内窘迫是妊娠期高血压疾病所导致的围产儿所有不良结局里面最严重的。由于患妊娠期高血压疾病的准妈妈的子宫胎盘血管持续痉挛，导致胎盘灌注减少，胎盘功能低下，胎儿在子宫中一直处于慢性缺氧状态，加之生长受限，胎儿自身对缺氧耐受能力低，生命随时受到威胁。患妊娠期高血压疾病的准妈妈，在病情急剧恶化，尤其是处于重度子痫前期时，循环功能障碍和母体急性缺氧将导致胎盘供血明显减少。缺氧早期，胎儿电子监护显示胎心率过快，准妈妈自觉胎动频繁；缺氧严重时，胎心率过缓，或胎儿电子监护显示频繁变异减速或晚期减速等异常表现，准妈妈自觉胎动减弱减少甚至消失，胎死宫内。

【温馨提示】

妊娠期高血压疾病的病理生理变化非常复杂，各组织器官之间可相互影响，若不及时治疗，易引发一系列全身病理改变，对母胎造成严重影响。部分患有妊娠期高血压疾病的准妈妈由于没有明显自觉症状，认识不到该疾病的危害，甚至在实验室检查、彩超检查结果等均提示病情严重时，仍不能理解为什么自己感觉各方面情况良好，医生却告知需要紧急终止妊娠。妊娠期高血压疾病与妊娠不良结局紧密相关，当病情加重时，为避免准妈妈或胎儿出现严重不良结局，终止妊娠是最为有效的治疗方式。

三、 妊娠期高血压疾病对新生儿的危害

如上所述，妊娠期高血压疾病可导致胎儿宫内发育迟缓、早产及新生儿的低出生体重。首先，对于低出生体重的新生儿来说，其能量储存较少，而出生后代谢所需的能量和正常新生儿差别不大，因此更易发生低血糖。其次，由于妊娠期高血压疾病影响了胎盘的血供，胎儿出现骨髓生长抑制的可能性增加，导致其中性粒细胞生成减少，从而增加新生儿感染的风险，同时也可抑制巨核细胞增殖，引起新生儿血小板数量下降。除此之外，在缺氧后胎儿心肌细胞代偿性增生肥大，可能影响胎儿心脏功能甚至导致新生儿心功能下降。肺动脉在长期慢性缺氧、酸中毒的情况下易出现持续痉挛，痉挛逐渐加重并最终导致持续性肺动脉高压。随着准妈妈妊娠期高血压疾病病情的逐渐加重，新生儿中枢神经系统发生异常的风险也逐渐升高，可表现为缺氧缺血性脑损伤等，对新生儿的生存和远期预后有着较大的影响。另外，国外有学者研究发现，患妊娠期高血压疾病的准妈妈的新生儿还可能发生甲状腺功能异常。

四、 妊娠期高血压疾病影响子代的研究进展

患妊娠期高血压疾病的准妈妈在日后出现 2 型糖尿病、心血管疾病的概率会有所增加，而对其子代是否会增加患某些成人疾病的风险，目前的研究结果倾向认为：

（1）妊娠期高血压疾病患者的子代远期出现成人心血管疾病，如高血压、脑卒中等的概率增高；有子痫病史的产妇，其子代在青春期就有可能开始出现心脏肌壁增厚及左心室收缩功能减弱。

（2）妊娠期高血压疾病产妇的子代出现 2 型糖尿病的风险升高（风险比为 1.13），出现妊娠期高血压疾病的风险比为 1.15，子痫前期则为 0.98。

（3）子代患肥胖症的风险增加。研究发现，出生前有妊娠期高血压疾病宫内暴露史是患肥胖症的独立危险因素，有该暴露史的子代发生肥胖的相对风险增加至 1.44 倍，而自身有肥胖症的产妇的子代该风险增加至 2.58 倍。

部分学者认为，妊娠期高血压疾病产妇的子代发生上述疾病的风险增加，可能与家族遗传性、家庭环境（如饮食习惯）有关，但宫内暴露因素对这些成人疾病患病风险的影响具体机制还不明确，尚需要进一步探索。

（龚云辉　张倩雯）

附表 1　NICHD 亚裔人群不同孕周胎儿腹围参考标准（mm）

孕周	主要百分位数						
（周）	第 3	第 5	第 10	第 50	第 90	第 95	第 97
14	68.8	70.0	71.8	78.4	85.7	87.9	89.4
15	79.7	81.0	83.0	90.4	98.5	100.9	102.5
16	90.8	92.3	94.3	102.5	111.3	113.9	115.6
17	101.8	103.3	105.7	114.5	123.9	126.8	128.6
18	112.9	114.5	117.0	126.3	136.4	139.4	141.4
19	123.8	125.5	128.1	138.0	148.7	151.8	153.9
20	134.6	136.4	139.2	149.6	160.8	164.1	166.3
21	145.3	147.2	150.2	161.1	172.8	176.3	178.6
22	155.9	157.9	161.0	172.4	184.6	188.2	190.6
23	166.2	168.3	171.5	183.4	196.2	200.0	202.5
24	176.3	178.4	181.8	194.3	207.6	211.5	214.1
25	186.1	188.4	191.9	204.9	218.8	222.9	225.6
26	195.7	198.1	201.8	215.4	229.9	234.2	237.0
27	205.2	207.6	211.5	225.8	241.0	245.5	248.4
28	214.5	217.1	221.2	236.1	252.1	256.8	259.9
29	223.9	226.7	230.9	246.7	263.4	268.4	271.7
30	233.4	236.3	240.8	257.3	275.0	280.3	283.7
31	242.8	245.8	250.5	268.0	286.7	292.3	295.9
32	252.0	255.2	260.2	278.7	298.5	304.3	308.2
33	260.9	264.3	269.6	289.1	310.1	316.3	320.4
34	269.5	273.1	278.7	299.3	321.4	328.0	332.3
35	277.6	281.4	287.3	309.0	332.4	339.3	343.9
36	285.2	289.2	295.4	318.3	342.9	350.3	355.1
37	292.4	296.6	303.1	327.2	353.2	360.9	366.0
38	299.4	303.7	310.6	335.9	363.2	371.4	376.8
39	306.2	310.7	317.9	344.5	373.4	382.0	387.7
40	312.9	317.7	325.2	353.3	383.8	392.9	398.9

注：NICHD，美国国家儿童健康与人类发展研究所（National Institute of Child Health and Human Development）。

附表 2 中国人群不同孕周的胎儿估测体重参考标准（g）

孕周	主要百分位数						
（周）	第 3	第 5	第 10	第 50	第 90	第 95	第 97
24	505	526	558	673	788	821	842
25	589	614	652	786	920	958	983
26	683	712	756	911	1 067	1 111	1 139
27	787	820	870	1 049	1 228	1 279	1 312
28	899	937	995	1 199	1 404	1 462	1 500
29	1021	1063	1129	1361	1593	1659	1702
30	1150	1198	1273	1534	1796	1870	1918
31	1287	1341	1424	1717	2010	2093	2147
32	1430	1490	1583	1908	2233	2326	2385
33	1578	1644	1746	2105	2464	2566	2632
34	1729	1802	1913	2306	2700	2811	2884
35	1881	1960	2081	2509	2937	3058	3137
36	2032	2117	2248	2710	3172	3303	3388
37	2179	2271	2411	2907	3402	3543	3634
38	2321	2418	2568	3096	3624	3773	3870
39	2454	2557	2715	3274	3832	3990	4093
40	2577	2685	2851	3437	4023	4190	4297
41	2687	2799	2973	3584	4195	4368	4481

引自：中华医学会围产医学分会胎儿医学学组，中华医学会妇产科学分会产科学组. 胎儿生长受限专家共识（2019 版）[J].中华围产医学杂志 2019，22（6）：361－380.

第 七 章

妊娠期高血压疾病的
孕期管理及自我监测

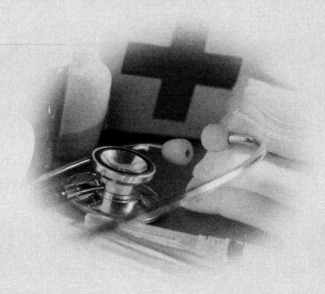

一、 孕期管理

因为妊娠期高血压疾病对母儿的危害极大，产科医生会根据病情酌情增加患妊娠期高血压疾病准妈妈的产前保健次数，加强孕期管理，从而有效、全面地评估病情，并做出相应的处理，改善母儿结局。妊娠期高血压及子痫前期准妈妈的孕期管理的相关知识（妊娠合并慢性高血压的孕期管理可参考妊娠期高血压）如表 7-1 所示。

表 7-1　妊娠期高血压及子痫前期的孕期管理

	妊娠期高血压		子痫前期	
	血压 140～159/90～109 mmHg	血压≥160/110 mmHg	血压 140～159/90～109 mmHg	血压≥160/110 mmHg
是否住院	不常规推荐	入院	入院	入院
是否降压治疗	可降压	降压	降压	降压
血压监测频率	每天 1～2 次	15～30 分钟 1 次直至血压低于 160/110 mmHg	每天 4～6 次酌情增加频率	15～30 分钟 1 次直至血压低于 160/110 mmHg，然后至少测量 4～6次/天
尿蛋白检测	每周 1～2 次	每 2～3 天 1 次	确诊时检测，出现新的临床症状或体征时复测（但每周至少 1 或 2 次）	确诊时检测，出现新的临床症状或体征时复测（但每周至少 2 次）

续表

	妊娠期高血压		子痫前期	
	血压140～159/90～109 mmHg	血压≥160/110 mmHg	血压140～159/90～109 mmHg	血压≥160/110 mmHg
血液相关检查（血常规、肝功能、肾功能）	每周1次	每周1次	每周2次	每周3次
胎儿超声	确诊时检查，如正常，1～2周复查	每周1或2次，酌情增加	每周1次，酌情增加	每周1或2次，酌情增加
胎监	根据临床需求	确诊时行胎监，如正常，后期根据临床需求	根据临床需求	根据临床需求

除常规产科超声检查，对于妊娠期高血压疾病的准妈妈，须适当增加产科超声检查次数，以了解胎儿生长、羊水量及脐动脉血流频谱（S/D值）。准妈妈如确诊为妊娠合并慢性高血压，在孕28周、32周及36周均须安排产科超声检查。对于既往有高危因素者，如既往重度子痫前期史、因子痫前期导致孕34周前分娩者、子痫前期致新生儿体重小于同龄体重第10百分位数、胎死宫内史、胎盘早剥史，应于28～30孕周或既往发病孕周前两周，行产科超声检查进行相关评估，如出现腹痛、胎动异常、阴道流血或母体病情恶化时，须立即复查胎监。

二、 自我监测

在与疾病做斗争的过程中，准妈妈需要做的是了解疾病的相关基础知识，更好地配合医生监测病情的变化发展及配合采取相关的处理措施。那么，准妈妈们在孕期该如何自我监测呢？

（一）自我血压监测

对于妊娠合并慢性高血压以及妊娠期高血压的准妈妈，如果为非重度高血压（收缩压高于 160 mmHg 和/或舒张压高于 110 mmHg），无须常规入院治疗，故涉及在家自我进行血压监测。本书第二章中已详细阐述了自我监测血压的方法；监测血压的频率一般为每天监测 2 或 3 次，以了解血压是否稳定控制在目标血压范围内，如果血压控制不理想，则须入院。血压控制理想者，一旦发生病情变化或出现紧急情况，如出现血压明显升高或控制不理想、头昏、水肿加重等，也应及时就医，必要时须到急诊科就诊。

（二）计数胎动

准妈妈除了担心自己的病情，可能更担心胎儿在宫内的情况是否良好。计数胎动是准妈妈自我监测胎儿宫内情况非常简单而有效的方法。在孕 18～20 周时，准妈妈会开始感受到胎动，如果是生二孩的准妈妈，感受到胎动的孕周会略早一些。28 周以前胎动尚缺乏规律性，只要准妈妈能感受到胎动，意味着胎儿在宫内是存活的。随着胎儿运动神经等各个系统的发育完善，胎动的发生时间以及次数变得越来越有规律。因此，从孕 29～32 周开始，准妈妈需要根据胎儿的胎动习惯计数胎动。每天分早、中、晚三个时段，在各时段分别挑选一个小时计数胎动，之后每天则固定于此时段计数。胎动每小时应不低于 3 次，连续动只能算一次，两次胎动之间应间隔 2 分钟以上。12 小时胎动次数则为一天早、中、晚各一小时的胎动次数总和乘以 4，12 小时胎动应不低于 30 次，如 12 小时胎动少于 10 次，则认为有异常。当胎儿发生缺血缺氧时，初期会表现为胎动增加，随着缺血缺氧的加重，后期则表现为胎动减少，如果胎动消失 24 小时，胎心就会消失。因此，准妈妈在监测胎动时如果发现胎动异常（同一时间段胎动增加 1 倍或者减少超过 50%，或 12 小时胎动少于 10 次），须立即就医。

在整个诊治过程中，准妈妈要正视疾病对自身及胎儿有可能造成的影响，不轻视疾病，但也不必过分忧心，保持精神放松、心情舒畅，积极配合医生的诊治，才能获得最佳的母儿结局。

【温馨提示】

每个胎儿每小时的胎动次数上限不一，所以准妈妈们需要注意的是，将每天同一时间段的胎动次数相互比较，或者将每天12小时的胎动计数做比较，而不用拿自己胎儿的胎动次数和其他胎儿的胎动次数相比较。准妈妈在数胎动的一个小时内，经常因为各种事情而中断，很容易忘记所计的胎动数，因此，产科医生们建议准妈妈可以采取划"正"字，或者丢纸团等方式记录，以方便准确记录胎动的次数。

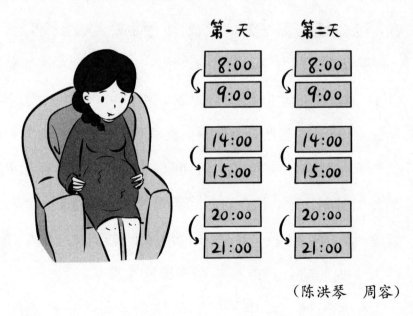

（陈洪琴　周容）

第 八 章

妊娠期高血压疾病的治疗

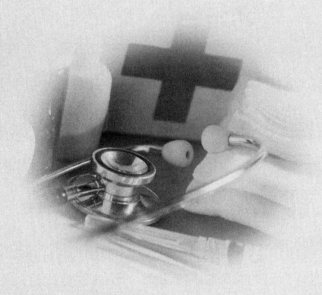

一、 妊娠期高血压疾病必须住院治疗吗？

　　准妈妈可能会担心，一旦患上妊娠期高血压疾病，是否就意味着必须要住院治疗呢？答案是不一定。根据妊娠期高血压疾病的类型，患上妊娠期高血压的准妈妈通常可以在家休息，在平日的生活中注意血压的监测和评估，采取门诊随访的治疗方式，适当增加在门诊就诊的次数（每周1～2次）；诊断为子痫前期（非重度）的准妈妈可经过评估后决定是否住院治疗；而诊断为重度高血压（血压≥160/110mmHg）、重度子痫前期及子痫的准妈妈则必须住院治疗。选择门诊随访治疗的准妈妈需要自行监测自己的血压，医护人员需要指导准妈妈正确地使用电子血压仪自行测量自己的血压，从而保证监测血压的真实性、可靠性和准确性。本章我们将分几部分简述妊娠期高血压疾病的治疗。

二、 妊娠期高血压疾病的一般治疗

　　一旦发现妊娠期高血压疾病，不一定需要住院，也不是马上就要吃药的，准妈妈在家里要注意哪些问题呢？

　　要保证充足的睡眠和户外运动，注意饮食适当。

　　注意规律、合理化的休息，每天休息8～10小时为佳，最好每日定时午休，午休的时间以0.5～2小时较为适宜。孕中、晚期逐渐增大的子宫会直接压迫准妈妈的盆腹腔血管而导致准妈妈的回心血量减少，从而直接引起准妈妈出现各种低血容量的表现，如心慌、大汗、恶心等，同时，回心血量的减少还会导致胎盘的血流灌注减少，严重时甚至会影响胎儿的正常供血和供氧。因此，睡眠期间，建议准妈妈尽量采取左侧卧位。除了保证充分的休息，适当的活动如散步也是必要的，活动量可根据准妈妈既往的活动习惯及能力，量力而行，以不感觉疲惫为准，保持精力充沛，精神愉悦。对于大多数确诊患妊娠期高血压疾病的准妈妈，不建议长期卧床休息，尤其是那些病情稳定的准妈妈，长期卧床或限制活动对准妈妈是有害的，严重时可能会导致骨丢失，或者增加血管血栓栓塞事件的发生风险。而对于血压控制欠佳的准妈妈，则建议适当限制活动量，以此改善子宫胎盘血供和预防高血压的恶化。

对于患妊娠期高血压疾病的准妈妈的饮食，一般建议尽量采用无显著限盐的方式（长期饮食限盐可能导致血容量下降），同时应注意保证摄入充足的蛋白质和足够的能量，多从食物中摄取优质蛋白，如牛奶、鸡蛋、牛肉、鱼、虾等，除此之外，还需保证足量的碳水化合物的摄入。

【温馨提示】

有少数准妈妈采取左侧卧位时会觉得心慌、呼吸困难或胎动频繁，此时，可采取右侧卧位等准妈妈觉得舒服的体位，而不应强求左侧卧位。

三、妊娠期高血压疾病的镇静治疗

很多准妈妈知道自己患有妊娠期高血压疾病后，容易出现精神紧张、焦虑等，表现为睡眠质量差，从而导致血压波动或血压升高。镇静药物可有效改善准妈妈的精神状态，改善准妈妈的睡眠，有助于控制血压。适合准妈妈使用的镇静药物有哪些呢？常用的药物如表8-1所示。

表8-1 妊娠期高血压疾病常用镇静药物

药物名	治疗效果	使用剂量	使用方法	注意事项
地西泮（安定）	具有较强的镇静、抗惊厥、肌肉松弛作用	片剂：2.5～5mg 注射液：10mg	口服，可每日3次或睡前服用；必要时肌内注射或静脉缓慢推入（>2分钟）	对胎儿及新生儿的影响较小，也是门诊和住院治疗最常使用的药物
冬眠类药物	有助于解除痉挛、降低血压，控制子痫抽搐	由哌替啶（杜冷丁）100mg、氯丙嗪50mg、异丙嗪50mg组成，通常予1/3或1/2量	肌内注射，可重复使用，6～12小时一次	氯丙嗪仅应用于硫酸镁控制抽搐效果不佳者，因其可使血压骤降，对孕妇及胎儿肝脏有一定损害。此外，可抑制胎儿呼吸，故分娩前4小时慎用
苯巴比妥钠	有较好的镇静、抗惊厥、控制抽搐作用	片剂：30mg 注射液：0.1mg	口服，每日3次；子痫发作时肌内注射	分娩前6小时慎用

四、 妊娠期高血压疾病的解痉治疗

如果准妈妈的病情进一步发展加重，则需要静脉使用药物解除血管痉挛。目前，全世界主要的医学研究组织普遍推荐，将适量的硫酸镁（$MgSO_4$）作为子痫前期抽搐预防的首选治疗用药。适量的硫酸镁可有效预防、控制子痫的发作，也是预防子痫再次发作的重要一线药物。准妈妈处于重度子痫前期或子痫前期病情出现恶化时均应酌情给予适量的硫酸镁。

硫酸镁的使用方法：负荷剂量 4～6 g，静脉给药［25％葡萄糖溶液（GS）20 ml＋$MgSO_4$ 4～6 g，静脉推注或者 5％ GS 100 ml＋$MgSO_4$ 4～6g，静脉滴注］，持续 15～20 分钟，之后以 1～2 g/h 的速度持续输注，使血清镁离子维持在有效的治疗浓度（1.8～3.0mmol/L），当血清镁离子浓度＞3.5mmol/L 时，可出现中毒症状，因此，需要实时进行镁毒性的临床评估，以防止镁中毒（如膝反射消失、呼吸频率＜16 次/分钟、尿量＜17 ml/h）。如果怀疑存在镁中毒，应减少维持剂量或不使用维持剂量，并检测血清镁离子浓度，必要时予以 10％葡萄糖酸钙 10 ml 缓慢静脉推注以解毒。

用药期间，医务人员每天都要仔细评估准妈妈和胎儿的情况，为减少对胎儿血钙水平和胎儿骨质的影响，应尽量避免长期使用硫酸镁，依据具体的病情，必要时也可以间歇性使用，病情比较稳定者使用 3～7 天后可以暂停使用，发现准妈妈的病情有异常后可随时再次使用。阴道分娩过程中可以持续静脉泵入硫酸镁，但在剖宫产术中为了避免出现心血管功能异常及宫缩乏力，建议在术前暂停使用硫酸镁，且应静脉推注葡萄糖酸钙1g预防宫缩乏力。对于产后首次出现的高血压及产后合并头疼或出现视力模糊的宝妈，建议尽快静脉泵入硫酸镁。一般的情形下，产后可以继续使用硫酸镁24～48小时。

【温馨提示】

镁离子主要经肾代谢，使用硫酸镁期间，应多饮水，减少镁离子蓄积，避免镁中毒。

五、 妊娠期高血压疾病的降压治疗

（一）什么时候需要降压?

根据我国《妊娠期高血压疾病诊治指南（2020）》中的处理原则，血压高低是决定是否采取降压治疗的关键，而在启动降压治疗之前，需要综合评估准妈妈和胎儿的获益与风险。当收缩压≥160mmHg或（和）舒张压≥110mmHg，发生脑卒中和/或其他严重并发症的风险增高，应立即进行有效的降压治疗；对于收缩压波动在140～159mmHg或（和）舒张压在90～109mmHg的准妈妈，建议降压治疗。

（二）目标血压

参考《妊娠期高血压疾病诊治指南（2020）》，准妈妈的降压过程应循序渐进，避免血压急剧波动。降压药物从小剂量开始，根据实际血压调节，从而达到缓慢降压的目的，通常使血压在 24～48 小时内达到稳定。如准妈妈无脏器功能受损，目标血压为 130～155mmHg/80～105mmHg；对于出现了某些脏器功能受损的准妈妈，目标血压则为 130～139mmHg/80～89mmHg。需要特别注意的是，降压过程中血压不宜低于 130/80mmHg，因为过低的血压可引起子宫胎盘血流灌注不足，对胎儿宫内安全造成威胁。

（三）降压药物的选择

所有降压药都可以通过胎盘。目前常用的降压药物主要包含钙离子通道阻滞剂、肾上腺素能受体阻滞剂及中枢性肾上腺素能受体神经阻滞剂等三大类。对于妊娠期的准妈妈，血管紧张素转换酶抑制剂和血管紧张素 Ⅱ 受体拮抗剂这类降压药物是禁用的。一般不使用利尿剂作为降压措施（因为利尿剂可能引起血液浓缩，加重循环不足和高凝倾向）。以下几类药物在妊娠期使用的安全性可以接受，在有指征的情况下可选用。

1. 钙离子通道阻滞剂

常用药物为硝苯地平及尼卡地平。大多数情况下，口服硝苯地平较安全且耐受良好，常见的副反应包括心动过速和头痛；同时应注意有血压急剧下降的风险，由此可导致子宫胎盘灌注减少和准妈妈晕厥。以未使用过降压药物的急性或持续性重度高血压为例，图 8-1 给出了硝苯地平紧急治疗重度高血压的方案流程。由于硝苯地平起效迅速，为避免短时间内血压骤降，不应舌下含服。尼卡地平有口服制剂和静脉制剂，住院患者静脉应用时应从小剂量开始，在医生的指导下根据血压情况每 10分钟调整剂量。

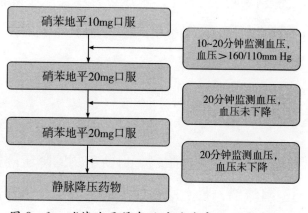

图 8-1　硝苯地平紧急治疗重度高血压方案流程

2. 肾上腺素能受体阻滞剂

代表药物为拉贝洛尔。它的特点主要有以下几点：一是起效快；二是不影响胎盘血供和肾脏血供；三是可促进胎肺成熟，四是可对抗血小板凝集，且不引起反射性心动过速或血压过低。该药物有口服和静脉两种剂型。①口服：每天 3 次（tid）或每天 4 次（qid），每次 50～150mg；②静脉推注：首剂 20mg，若用药 10 分钟后仍不能有效降压则需加倍，最大单次剂量为80mg，全天总剂量不超过 220mg；③静脉滴注：50～100mg＋

5%GS 250~500ml，根据血压调整滴速。用药过程中需防止血压骤降，血压稳定后改为口服。此外，静脉用药时应卧床休息，且用药完成后至少静卧 10~30 分钟。当静脉用药血压达标后，仍需要严密监测血压变化，血压监测频率如图 8－2。

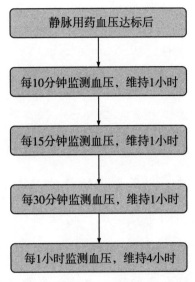

图 8－2　静脉用降压药后血压监测流程

总之，妊娠期或产后急性发作的重度高血压患者，首选一线降压方案为静脉使用拉贝洛尔，如不能立即静脉给药，则首选口服硝苯地平。用药过程中需监测血压，但不推荐常规心电监护。少部分患者如不能有效降低血压，除按上述用药方法继续使用药物以外，应同时启动多学科（包括麻醉科、产科和ICU 科等）会诊，讨论二线干预措施。

（四）哺乳期降压药物的选择

母乳喂养不会使哺乳母亲的血压升高。在产妇开始使用降压药之前，需要先咨询儿科医生。在各类降压药中，应选择经母乳分泌最少的药物。拉贝洛尔、硝苯地平、尼卡地平等均可作为备选药物。必要时还可咨询临床药师。

【温馨提示】

（1）降压治疗需注意哪些问题？

准妈妈何时开始降压治疗以及降压药物的选择和剂量的调整，均需由有经验的产科医生进行评估。请准妈妈记录好自己的血压及在服药期间的不适，就诊时提供给医生进行评估，以保障母儿的安全。

（2）听说降压药有依赖性，以后就再也不能停了吗？

患慢性高血压的准妈妈，已经使用药物降压治疗者，分娩后需持续使用降压药，可恢复使用妊娠前的治疗方案。但并非所有的妊娠期高血压疾病患者产后都需要一直服药，如果在妊娠以前血压正常，且在产后用药期间未再出现高血压，则可于3周后停止使用降压药物，但需要继续监测血压并复诊。

六、 妊娠期高血压疾病的其他治疗

虽然妊娠期高血压疾病，特别是子痫前期可能会加速胎儿肺成熟，但新生儿呼吸窘迫在早产新生儿中仍很常见。由于病情进展，提早分娩的风险增加。按照《妊娠期高血压疾病诊治指南（2020）》的处理原则，对于孕龄小于 34 周、可能在 7 天内分娩的患子痫前期的准妈妈，建议产前给予糖皮质激素促胎肺成熟（常用药物是地塞米松或倍他米松，前者 5mg 或 6mg，肌内注射，每 12 小时 1 次，用药 2 天；后者 12mg，肌内注射，每天 1 次，用药 2 天）；如果终止妊娠时仍不足 34 周孕，且距离初次用药间隔已达 2 周者，可再给予一个疗程促胎肺成熟。

【温馨提示】

建议对 7 日内早产风险增加的妊娠 26～34 周准妈妈给予糖皮质激素。早产风险增加是一种临床判断，包括因产科指征或医学指征（如子痫前期）进行引产/剖宫产的风险，或者自发性早产的风险。学界达成共识的是在妊娠 26～34 周使用糖皮质激素，可明显降低新生儿发生颅内出血、呼吸窘迫综合征及死亡的风险。

对于患妊娠期高血压疾病的准妈妈，通常不推荐扩容治疗，除非有严重的液体丢失。也不主张常规应用利尿剂，但当出现以下情况时可酌情使用快速利尿剂（如呋塞米等）：重要器官水肿（脑水肿、肺水肿）或全身性水肿、肾功不全、急性心衰；当严重低蛋白血症伴有心包积液或胸水、腹水时，可适量补充白蛋白或血浆，同时注意配合使用利尿剂。甘露醇主要用于脑水肿。

七、子痫的治疗

发生子痫抽搐时，最重要的是保持呼吸道通畅，防止误吸。需要立即处理的问题包括：防止准妈妈缺氧和外伤、治疗严重高血压、防止抽搐复发，以及评估是否立即分娩。

（一）一般处理

子痫发作时首先应在最短的时间内寻求帮助，同时保持准妈妈呼吸道通畅，维持呼吸、循环系统的稳定，密切观察生命体征，避免光、声刺激，预防唇舌咬伤及坠地外伤，留置尿管检测尿量和尿蛋白，如果可能，置准妈妈于侧位，在抽搐发作时，通过面罩辅助供氧（8～10L/min）以治疗通气不足造成的低氧血症。对于住院治疗的准妈妈，应将床栏加高、加护垫防止撞伤。

（二）控制子痫及防止抽搐复发

目前，控制子痫及防止抽搐复发的首选药物仍然是硫酸镁。如果不进行防止抽搐复发的治疗，大约10％的患子痫的准妈妈会出现抽搐复发，因此患子痫的准妈妈需要硫酸镁解痉治疗以防止反复抽搐发作，从而避免抽搐可能导致的并发症。为了避免再次发生抽搐，产前发生抽搐的准妈妈产后仍需要继续使用硫酸镁24～48小时。

目前还没有一个可确保预防抽搐发作的明确血镁浓度阈值，用药的过程中需要动态监测血中镁离子浓度。若发生硫酸镁中毒，可使用葡萄糖酸钙（10％葡萄糖酸钙10ml，静脉给药）拮抗。

若准妈妈不能使用硫酸镁，或者用硫酸镁后效果不好，也可用地西泮、苯妥英钠或冬眠合剂。

【温馨提示】

（1）子痫的复发风险有多高？对以后妊娠有影响吗？

2％子痫准妈妈会发生子痫复发，通过密切监测和及时干预，可降低子痫复发风险。有子痫病史的女性，其在以后妊娠中发生产科并发症的风险相对于没有该病史者有所增加，包括胎盘早剥、早产、胎儿生长受限及围产儿死亡等。

（2）子痫可被预测和预防吗？

大多数情况下，子痫发生于子痫前期之后（特别是重度子痫前期），使用硫酸镁可有效预防子痫抽搐。少数情况下子痫也可发生于血压（20％～38％患子痫的准妈妈抽搐发作前血压＜140/90mmHg）或尿蛋白正常、产时或产后、甚至使用硫酸镁时，这就为预防预测子痫带来了极大困难。血压升高的程度虽不能预测子痫，但与脑卒中的发生率相关性良好。目前认为，孕产妇血压增加速度比严重程度更重要，因此，重视血压升高的速度以及自觉症状（如头痛、视物模糊等）可能对预防、预测子痫有重要价值。

（三）降压治疗

脑卒中在子痫死亡病因中占 15%～20%，通过积极控制血压可以降低心脑血管并发症的发生。通常当血压≥160/110mmHg 时需要立即开始降压治疗。静脉用拉贝洛尔是重度高血压紧急治疗的一线药物，对于重度高血压应作为首选。具体用法详见第八章（五、妊娠期高血压疾病的降压治疗）。

（四）降低颅内压

由于抽搐后通常会发生颅内组织水肿，颅内压增高，严重时甚至发生脑疝危及生命，因此，为降低颅内压，可使用 20% 甘露醇 250ml 快速静脉滴注。

（五）纠正缺氧和酸中毒

发生抽搐时要注意改善母体低氧血症，建议使用气囊或者面罩吸氧。同时根据动脉血气的相关指标（pH 值、CO_2 分压及 HCO_3^- 浓度等），给予碳酸氢钠纠正酸中毒。

（六）持续抽搐发作的处理

对于正接受硫酸镁维持治疗的准妈妈，如果复发抽搐，可在维持剂量基础上再快速（2～3 分钟）静脉推注 2g 硫酸镁，并监测有无镁中毒征象（如膝反射是否存在、呼吸频率是否每分钟小于 16 次、尿量是否每小时＜17ml）。如果两次快速给药仍不能控制抽搐发作，就应给予其他药物，如地西泮或劳拉西泮。

地西泮静脉给药后 80％以上的准妈妈 5 分钟之内可控制抽搐发作，也可使用地西泮凝胶直肠给药。由于地西泮进入人体之后重新分配进入脂肪组织，地西泮控制抽搐的作用持续时间通常少于 20 分钟。劳拉西泮和地西泮的抗抽搐效果相同，但是劳拉西泮从注射到控制抽搐的最强作用只需要 2 分钟。劳拉西泮的临床优势是，预防抽搐再发作的有效持续时间长达 4～6 小时，这是因为它较少再分配到脂肪组织。

（七）终止妊娠的时机和方式

子痫通常被认为是期待治疗的绝对禁忌证，一旦抽搐控制，即可考虑尽快终止妊娠。但子痫并不是阴道分娩的绝对禁忌证，当准妈妈状况稳定后，可根据孕龄、宫颈状态、是否临产、胎儿的情况及胎位来决定分娩方式。

（罗兵　桂顺平　周容）

第 九 章

妊娠期高血压疾病
终止妊娠的相关事宜

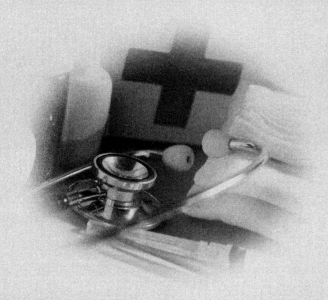

一、 妊娠期高血压疾病终止妊娠的时机

妊娠期高血压疾病的准妈妈决定终止妊娠时机的原则包括：**首先确保准妈妈及胎儿的安全，尤其是准妈妈，在此基础上尽可能让胎儿成熟后出生，以改善新生儿预后。**

因此，终止妊娠的时机应从准妈妈及胎盘－胎儿两方面进行评估。

（一）准妈妈方面

根据妊娠期高血压疾病的类型，终止妊娠的时机如表 9－1 所示。

表 9－1　妊娠期高血压疾病终止妊娠的时机

妊娠期高血压疾病类型	终止妊娠的时机
妊娠期高血压、无严重表现的子痫前期	可期待治疗至 37 周
重度子痫前期	孕周＜26 周，经治疗病情不稳定者
	孕 26～28 周根据母胎情况及当地医院母儿诊治能力决定是否行期待治疗
	孕 28～34 周，经积极治疗病情仍加重
	孕周＞34 周，存在威胁母儿的严重并发症和危及生命者；或合并胎儿生长受限伴羊水过少及脐血流异常者

续表

妊娠期高血压疾病类型	终止妊娠的时机
子痫	子痫得到控制且病情稳定，应尽快终止妊娠
妊娠合并慢性高血压	无并发症、无须口服降压药物且血压控制良好，可于孕 38～39 周终止妊娠； 无并发症、口服降压药物，血压控制良好，可于孕 37～39 周终止妊娠
慢性高血压并发子痫前期	难以控制的血压升高或伴严重子痫前期（重度）表现，如已≥34 周孕应尽快终止妊娠，如＜34 周孕，良好医疗条件下期待治疗不超过孕 34 周
	无严重表现子痫前期，可在 37 周后尽快终止妊娠

引自：中华医学会妇产科学分会妊娠期高血压疾病学组. 妊娠期高血压疾病诊治指南（2020）[J]. 中华妇产科杂志，2020（4）：227-238.
中华医学会围产医学分会，中华医学会妇产科学分会产科学组. 妊娠并发症和合并症终止妊娠时机的专家共识 [J]. 中华妇产科杂志，2020，55（10）：649-658.

当准妈妈出现严重并发症，比如心衰、脑血管意外、肺水肿、HELLP 综合征、弥散性血管内凝血（DIC）、胎盘早剥等，需要积极抢救准妈妈，同时尽快终止妊娠。

（二）胎盘-胎儿方面

患妊娠期高血压疾病的准妈妈如合并胎儿生长受限，应于孕 34～37 周终止妊娠；在胎儿宫内窘迫等紧急情况下，有生机儿应尽快终止妊娠；合并羊水过少，脐血液反向等，可在稳定病情和严密监护下尽量争取给予促胎肺成熟后终止妊娠。

二、妊娠期高血压疾病终止妊娠的方式

根据准妈妈的具体情况，妊娠期高血压疾病终止妊娠的方式如表9-2所示。

表9-2　妊娠期高血压疾病终止妊娠的方式

准妈妈与胎盘-胎儿情况	终止妊娠的方式
有阴道试产条件，病情控制后，宫颈条件成熟者	引产
有产科剖宫产指征	剖宫产
有阴道试产条件，但宫颈条件不成熟，不能在短时间内经阴道分娩	
引产失败	
胎盘功能减退，或已有胎儿窘迫征象者等	

引自：中华医学会妇产科学分会妊娠期高血压疾病学组. 妊娠期高血压疾病诊治指南（2020）[J]. 中华妇产科杂志，2020（4）：227-238.

三、妊娠期高血压疾病终止妊娠期间的注意事项

妊娠期高血压疾病终止妊娠期间的注意事项包括：

（1）组建诊治团队：开展多学科诊疗（multi-disciplinary treatment，MDT）。首先由有经验的产科医生根据准妈妈的病情决定终止妊娠的时机及方式，终止妊娠前须与麻醉科、儿科医生共同探讨相关处理，尤其是在新生儿早产、发育迟缓的情况下；若准妈妈合并有相关脏器损伤（如心脏或肾脏损伤），则应请相关科室会诊，评估分娩期的相关风险并强调相关注意事

项。

（2）相关治疗：①已服用降压药控制血压的准妈妈，继续服用降压药，并密切监测血压；②继续给予硫酸镁预防子痫；③如早产，尽量完成一疗程倍他米松或地塞米松的治疗，以促进胎肺成熟。

（3）血压监测：每小时复测一次血压，如为重度高血压（血压高于 160/110 mmHg），则每 15～30 分钟监测一次血压，直至血压下降至 160/110 mmHg 以下。

（4）分娩期间（一般分娩当天）复查血常规、凝血功能及生化指标。

（5）除非有血小板减少等禁忌证，否则应采用硬膜外麻醉。在小剂量硬膜外或脊髓硬膜外麻醉前，不建议给患子痫前期的准妈妈静脉补液，以免增加心脏负荷。当然，建立有效静脉通道是必须的。

（6）维持血循环稳定，避免增加心脏负荷。重度子痫前期的准妈妈不建议行扩容治疗，除非产前使用肼屈嗪降压；补液时液体输入速率应限制在 80～85 ml/h，除非有持续液体丢失（比如出血）。

（7）备血，预防产时、产后大出血。患妊娠期高血压疾病的准妈妈们因为血压增高，产时产后子宫出血风险增加。另外，由于使用硫酸镁解痉预防抽搐，而硫酸镁可抑制子宫收缩，导致出血风险进一步增加，因此，分娩前均应备血，并警惕大出血、血肿等相关出血风险。

（8）充分的医患沟通。准妈妈有充分了解病情、预后及相关风险的知情权，并有足够的选择权。

【温馨提示】

已服用降压药治疗，准备剖宫产的准妈妈们，剖宫产手术当天仍需用少量水送服药物，以有效控制血压，并不影响麻醉。

（陈洪琴　周容）

第 十 章

妊娠期高血压疾病
患者围分娩期的麻醉管理

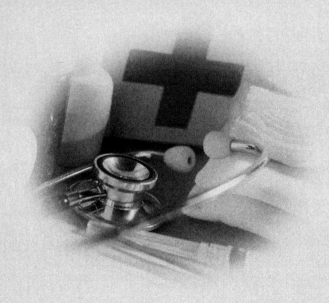

妊娠期高血压疾病分为五类，我们以子痫前期为例进行阐述。

一、 子痫前期患者自然分娩的时候是否可以进行分娩镇痛?

子痫前期，甚至重度子痫前期，均不是剖宫产的指征。若患者病情许可、并具备阴道分娩条件，可选择阴道分娩终止妊娠。子痫前期患者自然分娩的时候是可以进行分娩镇痛的。对于这类患者实施分娩镇痛，能有效减轻其疼痛，有助于避免子痫前期的准妈妈因血压高、分娩疼痛导致儿茶酚胺释放加重高血压等引起的心脑血管并发症，改善其心、肺功能和新生儿的结局，有利于母婴安全。

二、 子痫前期患者自然分娩的时候可以选择哪些分娩镇痛方式?

分娩镇痛的方式很多，包括非药物（心理疗法、穴位镇痛、体位管理）和药物（椎管内麻醉、使用阿片类药物、吸入麻醉药）的镇痛方式。应用最广泛且目前认为最安全有效的是椎管内分娩镇痛。子痫前期患者如无凝血功能障碍和血小板严重降低，优先选择椎管内分娩镇痛（如硬膜外镇痛）。为子痫前期产妇实施硬膜外镇痛，在避免低血压的情况下，可起到改善绒毛间隙血流的作用，保障宫内胎儿的血流供应。因子痫前期产妇随病情进展，容易出现血小板下降，继而增加硬膜外穿刺风险，美国麻醉师协会（ASA）指南建议：子痫前期产妇，在分娩发作之前或产妇有镇痛的要求之前，放置硬膜外或脊髓导管以备使用。母儿情况危急需要立即行剖宫产时，也可即刻硬膜外补足药量，避免实施全麻的风险。

当存在椎管内分娩镇痛禁忌证时，可采用阿片类药物（瑞芬太尼、芬太尼、纳布啡等）行药物镇痛治疗。

三、 子痫前期患者接受椎管内分娩镇痛时的最低血小板数是多少?

高达 50％的子痫前期患者可能发生不同程度的血小板减少，一般较轻微的，不影响椎管内分娩镇痛的实施和硬膜外导管的放置。15％伴有 HELLP 综合征的重度子痫前期患者血小板计数显著下降。子痫前期患者，血小板计数会随着病情急剧变化，可以执行椎管内麻醉的血小板的最低计数目前还没有一个世界公认的数值。普遍认为，对这类高风险患者实施椎管内分娩镇痛时，其血小板的最低数应不应低于 75×10^9/L，同时凝血功能应无异常，不增加因椎管内分娩镇痛造成血肿的风险。血小板的变化趋势比实际的血小板计数可能更重要，临床上需根据绝对血小板计数、变化趋势、出血史、目前有无出血倾向等证据来确定最佳镇痛和麻醉的方法，对于患 HELLP 综合征的重度子痫前期患者，其血小板至少应每 6 小时检测一次。

【温馨提示】

对于子痫前期或重度子痫前期患者，围分娩期可能会多次做血常规检查或凝血功能检测。患者可能会觉得，昨天我才查过了，为什么又要查？好烦哦！

因为随着病情发展，血小板会不断发生变化，临产时必须根据患者的血小板和凝血功能来判断患者是否可以实施椎管内分娩镇痛或在椎管内麻醉下实施剖宫产，所以不能怕麻烦哟！

四、子痫前期患者剖宫产的时候选择哪种麻醉方式？

区域阻滞是子痫前期行剖宫产手术患者的第一选择（无禁忌证的情况下），区域阻滞在子痫前期患者中的安全性、有效性已得到广泛证实。阻滞区域的交感神经抑制所致的血管扩张，有利于控制血压，交感神经阻滞可降低血清儿茶酚胺水平，改善子宫胎盘血流量，同时可降低全身麻醉可能导致的反流误吸和气道阻塞的风险。在椎管内麻醉中，子痫前期患者对血管活性药物的需求量及低血压的发生率低于正常产妇。剖宫产术后可进行术后镇痛，促进术后早期活动，降低产妇血栓栓塞的发生率。

存在椎管内麻醉禁忌和在紧急情况下，全身麻醉成为唯一选择。为减轻气管插管和拔管过程中的心血管反应，可选择一些药物减轻插管和拔管时的血流动力学变化，包括使用硫酸镁、血管扩张剂（如硝酸甘油 2 μg/kg）、β-受体拮抗剂（艾司洛尔 1.5 mg/kg）、短效阿片类药物（如阿芬太尼 10 μg/kg、瑞芬太尼 1 μg/kg、芬太尼 1 μg/kg）和局部麻醉药（如利多卡因 1.5 mg/kg）等，但要注意药物带来的不良反应，如低血压、子宫胎盘血流减少、肺水肿，或胎儿低血糖、新生儿呼吸抑制的风险增加。子痫前期患者，特别是重度子痫前期患者，往往存在肝、肾功能损害，为避免药物毒性和药物代谢时间延长，临床上应选择不依赖肝肾代谢的肌松剂，如顺式阿曲库铵等。

五、 子痫前期患者剖宫产椎管内麻醉时低血压的预防与处理

椎管内麻醉过程中，子痫前期患者低血压的发生率及血管活性药物的需求量低于正常产妇。并且这类患者对儿茶酚胺较为敏感，一旦发生低血压，小剂量的升压药如去氧肾上腺素单次注射 50～100 μg，或麻黄碱单次注射 3～5 mg，即可纠正低血压。因此，不建议将含肾上腺素的局麻药用于子痫前期患者的硬膜外麻醉，有发生高血压危象的风险并已有报道。

【温馨提示】

普通患者实施椎管内麻醉时，为避免局麻药中毒，通常在

试探剂量中加入肾上腺素，通过观察患者心率和血压的变化来判断有无局麻药入血的反应，但是对子痫前期患者，不建议使用含肾上腺素的局麻药来实施椎管内麻醉。

六、 子痫前期患者剖宫产术后疼痛的管理

有效的术后镇痛有助于子痫前期患者的早期康复，帮助其早日下床，减少下肢静脉血栓、肺栓塞等并发症的发生概率，有利于胃肠道功能的恢复，预防肠粘连、肠梗阻，增加术后产妇的主观舒适感，改善不良情绪。除传统的硬膜外及静脉术后镇痛外，产科还提倡多模式镇痛，如口服镇痛药联合腹横肌平面（TAP）阻滞等，可以减轻术后疼痛和阿片类药物用量。

常用的术后镇痛药物包括局麻药、阿片类药物、对乙酰氨基酚（扑热息痛）和曲马多等。非甾体抗炎药常用于一般产妇分娩后镇痛，但不适用于子痫前期患者，因其可能引发高血压危象。

（罗东 罗林丽）

第十一章

妊娠期高血压疾病
产妇产后的相关事宜

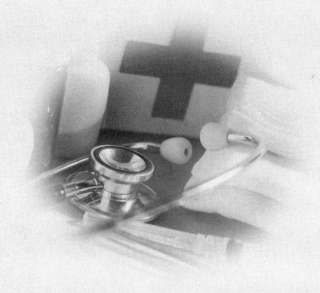

一、 妊娠期高血压疾病产妇的产后注意事项

（一）心理方面

患有妊娠期高血压疾病的准妈妈在分娩前除了要面对正常生理、心理的变化，如体型、体量的显著改变，担心宝宝的安全外，还要承担因妊娠期高血压疾病导致的胎盘供血不足，进而发生胎儿生长受限等负担。很多准妈妈存在长期持续性精神紧张，再加上产后对新生儿护理的担心，使得患有妊娠期高血压疾病的产妇产后抑郁症的发生率高于一般产妇。这个时候，产妇可以主动与宝爸进行沟通、交流，以缓解紧张与焦虑，保持心情愉悦；必要时也可以寻求专业的心理疏导与帮助。

（二）饮食方面

产妇分娩后应食用富含蛋白质、维生素，低盐，富含钙、铁、锌，且容易消化、吸收的食物。建议饮食清淡，多吃新鲜蔬菜、水果、鱼类，多喝牛奶等，不提倡"只喝汤、不吃肉"的饮食方式。

（三）休息方面

患妊娠期高血压疾病的产妇，产后短期内病情仍有加重的

可能，产妇需要保证充足的睡眠，以大于 9 小时为标准。因此，家属需要尽量营造一个安静舒适的环境，如有必要，也可应用镇静药物。同时需减轻疼痛对妊娠期高血压疾病产妇的刺激，积极镇痛。对室内空气流通和光线进行适度控制。

（四）护理方面

由于产后仍可能发生产后子痫，且以产后 48 小时内多见，因此产后 48 小时内仍应继续使用硫酸镁。每 2～4 小时检测产妇的脉搏、呼吸、血压、血氧饱和度，观察产妇的尿色及尿量，留取 24 小时尿液行尿蛋白定量检测。由于胎盘循环终止，产妇的心脏负担加重，应适当限制液体入量，控制输液速度及输液量，严密观察子宫复旧、阴道出血情况，尽早协助母乳喂养，促进子宫收缩，减少产后出血。产妇床头需备压舌板和开口器，做好抢救准备。为预防产后子痫，术后或产后可常规应用镇静药物，使用以上药物后，产妇会感觉头晕、困倦及乏力等，应建议其术后在无人陪同的情况下勿下床活动。

（五）血压管理方面

正常妊娠中，妊娠早期血压下降，且在孕 20～24 周下降至最低，随后开始逐渐上升直至分娩，分娩后血压迅速下降，产后 3～6 天再次上升至峰值。患妊娠期高血压疾病的产妇产后应继续监测血压。患妊娠期高血压及妊娠合并慢性高血压的产妇产后 2 天内，应每天测血压 1 次；产后 3～5 天，每天至少测 1 次血压。子痫前期的产妇在妊娠期未接受降压治疗者，住院期间检查血压的频率应大于等于 4 次/天，产后 3～5 天检查血压的频率应大于等于 1 次/天，5 天后隔天测量 1 次血压直至正常；妊娠期接受降压治疗者，住院期间检查血压的频率应大于等于 4 次/天，出院后 1～2 天测量 1 次。如产后血压高于 150/100 mmHg，须进行降压治疗，目标血压为 140/90 mmHg 以下；如降压方案调整，可酌情改变血压监测频率。

（六）实验室检查方面

子痫前期产妇在分娩后或接受降压治疗后 48～72 小时应复查血常规，肝、肾功能及尿蛋白，如结果正常，无须重复检测。产后 6～8 周仍有尿蛋白（＋）或以上者，产后 3 月内应至肾内科评估肾功能。

（七）卫生方面

术后一般 5～7 天腹部伤口可基本愈合，不必再用敷料覆盖，产妇不用担心淋浴会影响伤口愈合。如产妇会阴部有伤口，可于产后 72 小时后每日使用聚维酮碘溶液（艾力克）与水以 1∶20的比例稀释后坐浴，局部会阴肿胀者产后 24 小时以后可用硫酸镁溶液进行湿热敷。

（八）运动方面

与其他产妇相比，患妊娠期高血压疾病的产妇，产后更容易形成下肢深静脉血栓。因此，不能一味强调休息，真的一个月都"坐月子"。尚未清醒的产妇，可在严密监测下进行下肢的被动运动；已处于清醒状态的产妇应在产后 2 小时进行呼吸、咳嗽及趾关节和踝关节的主动运动。具体运动方式如表 11－1 所示。

表 11－1　妊娠期高血压疾病产妇产后运动方式及具体方法

运动方式	具体方法
呼吸运动	平缓的深呼吸运动，频率为每日 4 次，每次 5～10 个呼吸周期
主动运动	（1）脚趾关节的跖屈、背屈和扇形展开运动； （2）足踝关节的跖屈、背屈和环转运动； （3）腓肠肌、股二头肌、股四头肌及臀大肌的等长收缩运动； （4）膝关节的适度屈伸运动（30°内）

续表

运动方式	具体方法
被动运动	（1）患者取平卧位，操作者抬高患者双下肢至与床面呈20°，随后放下，重复5次； （2）踝关节的跖屈、背屈和环转运动； （3）自远心端向近心端缓慢按摩腓肠肌、股二头肌和股四头肌，每侧5～10分钟； （4）膝关节屈曲运动

二、 妊娠期高血压疾病产后会自愈吗?

相信很多患有妊娠期高血压疾病的妈妈都比较关心自己产后血压的问题，产后该疾病会自愈吗？目前研究认为，妊娠期高血压疾病患者本身存在高血压病的遗传易感因素。在妊娠期，这种机体自身存在的易感因素被妊娠特殊的生理及病理改变激活。如果分娩后这些易感因素得到终止，则血压可降至正常，也就是说产后妊娠期高血压疾病有自愈的可能。

自分娩后血压即开始下降，产后42天产妇进行门诊复查时，医生会对其血压进行测量，大多数妊娠期高血压疾病的产妇（除外慢性高血压患者）的血压都可恢复正常，但也不是每一个产妇都会降为正常。

妊娠期高血压疾病的产妇产后血压的三种转归如图11-1所示。

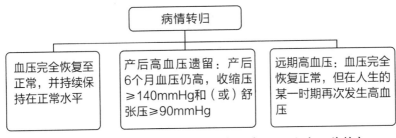

图 11—1　妊娠期高血压疾病的产妇产后血压的三种转归

　　产后血压恢复与很多因素相关，如随着年龄增长，血压恢复率下降，这可能是因为随着年龄增长，血管壁的脆性增加，产后血压恢复至正常的能力也变得相对较差。此外，有吸烟史、高血压病家族史、流产史、孕期未补充叶酸及妊娠期高血压疾病病情严重的产妇，产后血压恢复率均降低。发生后两种转归的产妇此后就加入了高血压病患者的行列。在这种情况下，机体本身存在的遗传易感因素发挥了很大的作用，也是无法改变的。那么，我们还能做些什么才能减少高血压遗留及远期高血压的发生呢？**产后进行正规的抗高血压治疗，能够加快尿蛋白转阴，降低高血压遗留率，同时缩短高血压恢复至正常所需的时间**。此外，建议患妊娠期高血压疾病的产妇分别在产后 42 天、3 个月、6 个月、12 个月进行门诊复查，监测血压、尿蛋白、体重并及时调整用药。

三、 妊娠期高血压疾病产妇的新生儿需要注意什么呢？

通过对妊娠期高血压疾病的了解，我们知道妊娠期高血压疾病严重威胁到妈妈和宝宝的健康。准妈妈发病越早，病情就越严重，围产儿的结局会更加不良。那么新生儿都需要哪些特殊的照顾？

患有妊娠期高血压疾病的准妈妈所生宝宝早产率较高，并且早产儿的胎龄越小并发症就越多，准妈妈的病情越重，围产儿的结局也会越差。因此，对她们的新生儿应该予以足够的重视，并且需要严密的护理及随访。

新生儿出生后的第一张"身份证"（出生记录），会标注妈妈患有妊娠期高血压疾病，新生儿科医生会对新生儿的情况进行评估，对那些需要住院观察治疗的新生儿进行严密的监测及精心的护理。对于早产儿，必要时会为其添加早产儿配方奶，每月监测宝宝的生长发育情况，产妇需配合医生对宝宝进行合理喂养。儿科医生同时会密切关注其神经系统的发育，因为患有妊娠期高血压疾病的妈妈的新生儿发生窒息和缺氧缺血性脑病的概率较高，这些新生儿属于脑瘫的高危人群，需要定期进行检查，这样就可以对发现的异常进行早期的干预和治疗。对于小于胎龄儿，必要时医生会根据新生儿的情况酌情进行氨基酸的静脉补充，这些氨基酸可以促进蛋白质的合成，有利于纠正新生儿低蛋白血症，同时也有助于增加新生儿体重、身高和头围。对于患有呼吸窘迫综合征，或者有呼吸窘迫综合征高危因素的新生儿，医生会及早为其使用肺表面活性物质。通常，也需对新生儿的血糖、心功能和甲状腺功能指标进行监测，及早干预发现的异常，防止宝宝出现严重的并发症。

四、 母乳喂养

宝宝出生之后，患有妊娠期高血压疾病的妈妈能否母乳喂养呢？我们已知母乳喂养有诸多好处，母乳喂养不仅可以降低产后出血风险，而且有助于培养妈妈和宝宝之间的感情，促进宝宝的智力发育等。但是患妊娠期高血压疾病的妈妈产后仍有病情加重的可能，甚至有发生子痫的风险，许多患有妊娠期高血压疾病的妈妈并未执行"早吸吮、早开奶和按需哺乳"的喂养建议，究其原因，一方面是为了避免母乳喂养对母体产生刺激而致病情恶化，另一方面是担心母乳喂养导致其产后休息不佳而加重病情。

那么，是不是患有妊娠期高血压疾病的妈妈就不能进行母乳喂养了呢？其实不是的。母乳喂养可明显降低妊娠期高血压疾病患者产后出血的风险，因此除了常规缩宫、镇静、降压、

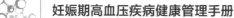

解痉等治疗以外，应鼓励产妇积极开展母乳喂养。母乳喂养可改善妊娠期高血压疾病产妇的心理状况，促进宝宝的生长发育。有研究显示，母乳喂养不仅可降低女性患高血压的风险，而且随着母乳喂养时间的增加，高血压患病率逐渐降低。有研究证实，进行母乳喂养且喂养超过 12 个月的产妇高血压风险明显降低。有学者对 16 例产后子痫伴昏迷患者在常规护理的基础上实施被动母乳喂养进行了研究，结果发现：16 例产妇中无 1 例因母乳喂养发生病情加重，且喂养过程中婴儿均表现安静，16 例产妇最终全部痊愈出院。

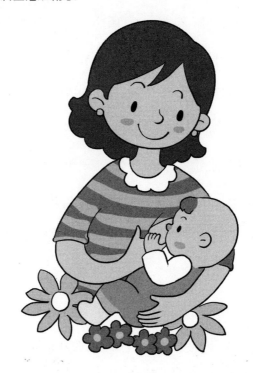

【温馨提示】

对于口服降压药的产妇，哺乳前应知道，目前降压药均可经乳汁分泌，但大部分降压药在母乳中的含量极低，故新生儿摄入量极少，尚未发现对新生儿有不良影响。鉴于在出院后的最初几周不排除新生儿有低血压的症状，产妇可观察新生儿是否有嗜睡、面色苍白、肢体发凉或厌奶等，也可考虑监测新生儿血压，特别是早产儿。

五、儿童随访

众所周知，儿童的身体、心理和神经发育可受母亲孕期状况、营养状况、遗传和环境等多种因素的影响。妊娠期高血压疾病严重威胁准妈妈和宝宝的身体健康，即使胎儿存活，也可能会因宫内缺氧，引起远期体格发育落后、神经系统损害和智力低下等不可逆的严重后遗症。因此，对妊娠期高血压疾病患者的子代应该进行严密、长期的随访。

我国的一项研究发现，妊娠期高血压疾病患者的宝宝在2～5岁时，语言、社交两个维度的智力明显落后于健康产妇所生的宝宝。许多研究显示，和出生时健康的宝宝相比，极低出生体重的宝宝更容易发生青春期行为问题；而且对于经历过宫内不良环境的宝宝来说，其神经心理发育也更容易受到一些不利的家庭环境或生活方式等的影响。

但是患有妊娠期高血压疾病的妈妈无须过于担心，早产儿神经系统的可塑性很强，发育不成熟的神经系统和认知功能可通过有效的干预措施来改善。通过建立长期有效的管理体系，进行早期全面的干预和养育指导，如培养儿童健康的心理及生活方式，改善生活环境，针对婴幼儿落后的发育功能区进行教育、训练，按阶段指导婴幼儿进行粗运动、精细动作的训练以及社交和语言的训练，对此类儿童的健康成长都有很大的帮助。

六、有妊娠期高血压疾病病史的女性还能再次妊娠吗?

目前我国的生育政策已全面开放，二孩及三孩孕妇的数量持续显著增加。已有研究证实，再次妊娠子痫前期发生的独立危险因素是子痫前期病史，其再发的风险达 13%～65%。那么，既往有妊娠期高血压疾病病史的妇女还能再次妊娠吗? 如果再次妊娠，需注意些什么呢?

虽然既往发生子痫前期的患者复发的风险较高，但其并不是妊娠的禁忌。目前，妊娠期高血压疾病的发病原因尚不明确，因此不能针对其发病原因采取有效的预防措施。但是已有较多的研究对具有子痫前期病史者再次妊娠的临床特点进行了归纳分析和总结。研究发现，首次发病且终止妊娠时孕周较小、妊娠间隔时间长、首次妊娠时合并胎儿生长受限、母体体质指数高是子痫前期复发的危险因素。另外有研究认为，高脂血症、糖尿病、高龄、孕期体重增加明显，以及母系家族病史均为子痫前期复发的危险因素。

既然我们已经明确了妊娠期高血压疾病再发的危险因素，便可采取必要和有效的干预措施，如提高孕前的健康水平、严格控制体重、再次妊娠前和早孕期充分地评估母体的健康状况、制订个体化方案治疗基础疾病、孕期进行严密的随访、加强监测、进行 MDT 并及时处理妊娠合并症等来降低再发率及再发的严重程度，尽可能改善再次妊娠的围产期结局及预后。产妇如果前次的分娩方式为剖宫产，那么再次妊娠前及孕期还需评估剖宫产瘢痕对此次妊娠的影响，如瘢痕部位肌层厚度是否适宜再次妊娠、此次妊娠孕囊的着床位置、胎盘与子宫瘢痕的位置关系等。

所以，既往患有妊娠期高血压疾病的女性可以在无妊娠禁忌、密切监测的情况下再次妊娠。

（杨艳　张燕燕）

参考文献

[1]杨月欣.中国食物成分表2004[M].北京:北京大学医学出版社,2005.

[2]WANG Z,CHEN Z,ZHANG L,et al.Status of hypertension in China:results from the china hypertension survey,2012-2015[J].Circulation,2018,137(22):2344-2356.

[3]中国高血压防治指南修订委员会,高血压联盟(中国),中华医学会心血管病学分会,等.中国高血压防治指南(2018年修订版)[J].中国心血管杂志,2019,24(1):24-56.

[4]中华医学会妇产科学分会妊娠期高血压疾病学组.妊娠期高血压疾病诊治指南(2020)[J].中华妇产科杂志,2020(4):227-238.

[5]FUCHS F,MONET B,DUCRUET T,et al.Effect of maternal age on the risk of preterm birth:a large cohort study[J].PLoS One,2018,13(1):e0191002.

[6]TIMOFEEV J,REDDY UM,HUANG CC,et al.Obstetric complications,neonatal morbidity,and indications for cesarean delivery by ma-

ternal age[J].Obstet Gynecol,2013;122(6):1184－1195.

[7]中国营养学会膳食指南修订专家委员会妇幼人群膳食指南修订专家工作组.孕期妇女膳食指南[J].中华围产医学杂志,2016,19(9):641－648.

[8]中华医学会围产医学分会.中国营养学会妇幼营养分会.中国孕产妇钙剂补充专家共识(2021)[J].实用妇产科杂志,2021,37(5):345－347.

[9]中华医学会围产医学分会胎儿医学学组,中华医学会妇产科学分会产科学组.胎儿生长受限专家共识(2019版)[J].中华围产医学杂志,2019,22(6):361－380.

[10]谢幸.孔北华.段涛.妇产科学[M].9版.北京:人民卫生出版社,2018.

[11]中华医学会围产医学分会,中华医学会妇产科学分会产科学组.妊娠并发症和合并症终止妊娠时机的专家共识[J].中华妇产科杂志,2020,55(10):649－658.